掃葉莊一瓢老人醫案

段逸山◎主編

第
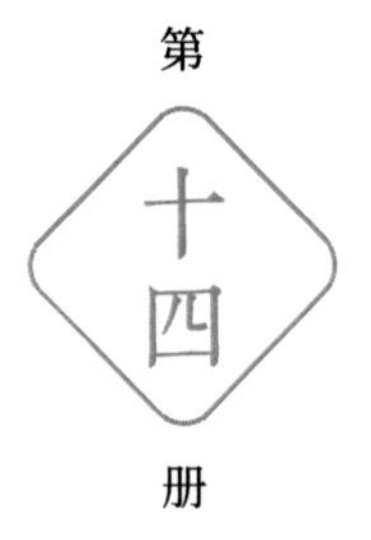
十四
冊

· 掃葉莊一瓢老人醫案
· 黃澹翁醫案
· 張夢廬學博醫案
· 名醫方案
· 花韻樓女科醫案

上海辭書出版社

上海辭書出版社圖書館藏

中醫稿抄本叢刊

掃葉莊一瓢老人醫案

《掃葉莊一瓢老人醫案》四卷，清抄本，三册。清薛雪著。薛雪，生于一六八一年，卒于一七七〇年，字生白，號一瓢老人，又號槐雲道人、磨劍道人、牧牛老朽等。吴縣（今屬江蘇蘇州）人，清代温病四大名家之一，與葉天士齊名。薛氏博學多通，工詩善畫，尤精通醫術，有《温熱條辨》《醫經原旨》《薛氏醫案》等著作傳世。此書收入裘吉生一九三六年所編《珍本醫書集成》中。是本書高二十四厘米，寬十六點八厘米，無行格。正文卷端鈐「紹興裘氏」讀有用書樓藏書之章」「中華書局圖書館藏書」印，可知即是裘氏排印《珍本醫書集成》所據底本。

《珍本醫書集成》所附《提要》稱「此《醫案》四卷，爲未刊稿本」。今考實非作者稿本，所據有二：其一，《掃葉莊醫案》現存抄本多種，除是本外，尚見藏于蘇州市圖書館、鎮江市圖書館、蘇州大學醫學院圖書館，以及浙江省中醫藥研究院等處。尤其是蘇州市圖書館所藏本，年代著録清晰，成書于乾隆二十九年（一七六四），係薛雪在世之時。其二，是本書末所附《康方伯傳海上仙方》中，有「甲戌清和之初，因菊溪先生以掃葉莊方案囑鈔」等字樣，知「甲戌清和之初」當即抄成之時。薛生白身後，清代以「甲戌」紀年者分别有嘉慶十九年（一八一四）、同治十三年（一八七四），未知何是。「菊溪先生」之號用者甚多，亦難確考其人。清代醫書中，《吴鞠通醫案·腫脹》所載甲寅（一七九四）二月醫案亦有「菊溪先生」之名，若二者爲同一人，則是本抄成之「甲戌清和初」，宜爲嘉慶十九年四月初，距是書著成已逾五十載。

是本雖係傳抄本，仍具重要價值，原因是《珍本醫書集成》收録醫書時，多委托當時名醫校勘，是本即經民國名醫周小農初校、謝誦穆重校，乃周、謝二先生校勘後的付印底稿本。書中存有朱、墨校勘圈點處甚多，從中可窺二先生校勘之具體工作。書前『目録』當是編者排印前附入。

如據是本，可知原書名有題『掃葉莊一瓢老人方案』『掃葉莊方案』『一瓢方案』者，最終作『掃葉莊一瓢老人醫案』或即是周、謝二先生校勘所改。又具體分析是本中所存校勘之處，約可分爲兩類：一是針對原書内容的句讀和改字，如將俗寫、异寫及訛誤之字改作正字等；一是針對出版所作的提示性校記，如將原書中抄作兩行的小字，以勾綫相連，提示改爲一行，每遇標題，則以朱筆注明需放大等。

詳是書内容，收有薛氏治案五百餘則，分爲二十三門，并附調經種子良方、康方伯傳海上仙方。卷一、卷二載内科雜病，爲虛勞、中風、陰虛陽逆、勞倦陽虛寒熱、鬱、痢疾、泄瀉、便血等，卷三載辨温熱病、兒科痘疹，卷四載遺精淋濁尿血、氣鬱發黄、痿痹、癰瘍痔漏、疝及女科諸病。其中闡述濕熱病的病因、病理、治法，尤多獨到之處，對甘藥的應用也頗有心得。如卷三春温案：『温邪蒸灼津液，釀爲熱痰，胃口不得清肅，不飢不食。衹宜甘凉生津，峻利不可再投。麥冬、蔗漿、花粉、川貝、桑葉、大沙參。』春温發于春季，經冬一季，患體多陰虛，加之温邪蒸灼，津液益損，故而雖有痰證，亦不合峻藥除痰，薛氏以川貝、桑葉、大沙參輕靈甘潤之品，除痰不傷陰。不飢不食者，蓋指傷及陽明，以麥冬、蔗漿、花粉生津止渴，補益陰液。六藥協同，使痰豁津生而春温自除。

全書内容豐富，醫理明晰，文辭通暢，乃醫案佳作。

（于業禮）

目録

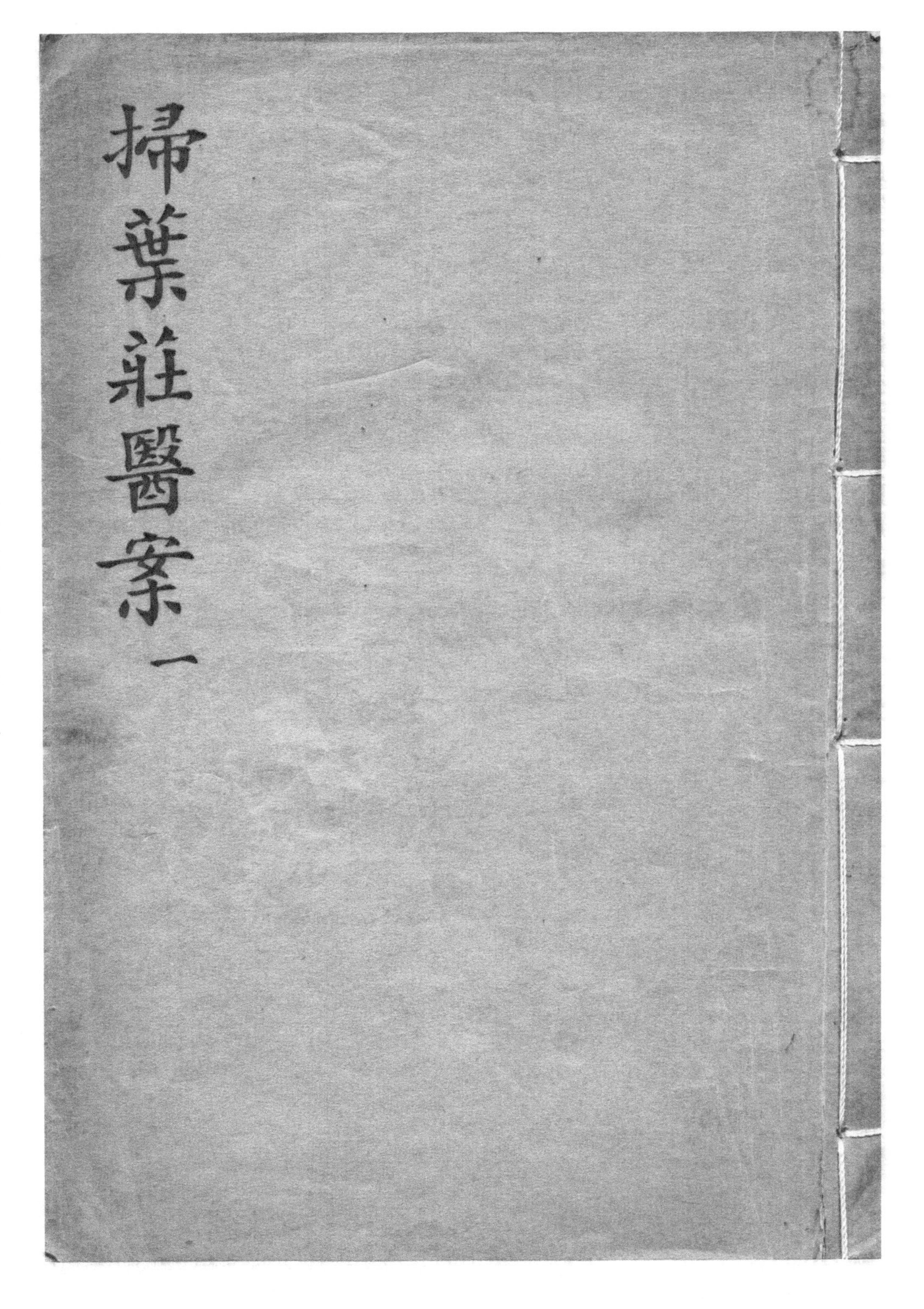
掃葉莊醫案一

掃葉莊一瓢老人醫案目録

卷三

痘疹幼科雜治

卷四

遺精淋濁尿血

氣鬱發黃

痿痺

癰瘍痔漏

疝

產淋帶

女科雜治

附

附錄調經種子方

康方伯傳海上仙方

掃葉莊一瓢老人醫案卷一

無錫周小農初校
蕭山謝誦穆重校

虛勞欬嗽失血

心經失血

形瘦體質。不爲濕害。經言瘦人以濕爲寶也。蓋課誦動心。謀慮必由肝膽。君相皆動。氣升血溢。諸經氣皆升舉。凡安靜怡悅稍安。情志怫鬱病加。皆内因之恙。且勞心曲運神機。太酒色致傷兩途。神氣無形。精血有形也。

生地　丹參　遠志　棗仁　麥冬　柏子仁
天冬　桔梗　當歸　五味　茯神　元參

失血屬肝胃絡熱

肝胃絡熱。暮熱甚。失血。

生地　川石斛　穭豆　麥冬　女貞子　茯神

久瀉利至十餘年。陰氣泄而痿。肝腎真氣不主收攝。爲

[illegible]

脹瘕腹鳴。邇日形寒。不飢不欲食。緣陰損及陽。暴冷外加。口鼻吸入之寒。無有不侵及中土之陽。病根是肝腎精血内損。久病務以飲食爲先。温胃甦陽爲急。用治中湯。

人参　藿梗　木瓜　厚朴　茯苓　穀芽　益智仁　新會皮

能食不知飢。痰多咳逆。當先理氣清肅上焦。本質陰虧。再議。

大沙参　白蔻仁　蔞仁　桑葉　杏仁　川貝母

腎虚督損。　都氣丸

前方用丹溪補陰丸。午後頭痛已止。精血有形。易虧難復。仍以鹹補填陰湯。

熟地　茯神　龜膠　阿膠　湖蓮　瑣陽　人中白

天冬　五味　猪脊髓和爲丸

揖拜皆動陰。不下固。必陽浮升舉。況隆冬過暖。天氣少藏。當春生令至。以乙癸同治。兼固其下。

六味去丹澤。加二僊知柏五味。

閱病源胗脈。是肝腎精血暗虧。由至陰傷及陽明之脈。身半以上漸致拘束。此非外來客邪也。六味加鹿茸五味

勞傷肝腎奇脈不用。遇煩必胷痛背垂。雖有失血。未可沉陰滋降。以柔劑溫通補下。以充奇脈。

淡蓯蓉　炒杞子　茯神　炒當歸身　淡補骨脂

生杜仲　生羊肉腎

接案

中年。夏秋失血再發。勞煩內傷。背痛腰板。肝腎下虧。蹻

虛勞咳嗽失血

[illegible]

維奇脈不主用事。子後汗出。陰陽發泄。是包舉溫養勿遲。

苟不安逸。藥必無功。

鮮河車　人參　芡實　大熟地　茯神　北五味

金櫻膏　石蓮　炒黑遠志

勞心至於陽痿。當以交合心腎。但中年以後。陽難充復。㝡

不易效。　鹿茸　魚膠　韮子　兔絲　補骨　舶茴香

沙苑　覆盆　五味　青鹽　茯苓　遠志　茅朮生製

早食頗安。晚食不化。脈左弱細。右尺中虛動。是脾腎兩虛。

自陰傷及陽。以陰藥中佐以溫煦。以坎水中真陽內崇也。

早服都氣加河車　午服異功散

初春脈動而不鼓。亦收藏之司淺矣。當壯年未育。晨吐鹹

下損及上

痰皆水虧火炎。精氣不充之象。胃旺能納穀。當專理下焦。不必以痰為慮。

牛骨髓一具 陽水熬 羊骨髓熬去渣 海參膠 淡菜膠 線魚膠 龜鹿膠 熟地 兔絲子 芡實 覆盆子 金櫻子 家韭子 茯苓 五味子 建蓮 遠志肉 製首烏

少年奔走勞動。動則陽升。陰氣不主內守。咳非外感。豈必肺傷。必情志未堅。龍相內灼。衝陽上舉。致咳。醫見咳治肺。非辛解。即寒涼。治不中病。徒耗胃口。食減。其病日逼。病人自述。自腰以下筋脈不束。竟夜不寐。晨必欬嘔。中下損極。顯然、明白。

桂枝木 南棗肉 炙黑草 白芍 白飴糖

增葉方案　三

能食反瘦。久嗽夜甚。冲年精血不生。下損難愈之病。

下損

牛骨髓　猪脊髓　淮山藥　茯苓　懷熟地

羊骨髓　湖蓮肉　山萸肉　芡實

久損之陰不復。與柔劑滋填。　醎秋石　阿膠　熟地

天冬　茯神　元武版　知母　川斛膏和為丸

下損及胃

中年脈細便溏。五液不充。即是陰虧。長夏失血。交秋再發。食減什三。為下損及胃。勞怯難愈之症。用藥不宜偏寒偏熱。但主養精血有情。勿損胃口者。

芡實　龜鹿膠　建蓮肉　九蒸熟地黄

山藥　五味子　豬脊髓　牛羊髓

衇

小數。是精血內損。成勞。陰虛生內熱。久而不復。陽氣不

傷。夜不成寐。以包固大氣。

一炁丹　河車　秋石　紅鉛　乳粉

形瘦脈虛。左部空大。嗽病三年。行走氣喘。據述從臍下氣衝。必咳甚而嘔。經言久咳不已。則三焦受之。乃他處累及。非治肺矣。思下之任脈失任。衝陽由胃及上。犯肺致欬。須固下攝納滋養。腎病在下。必先形容憔悴者此也。

五味子　人參　鹿胎　骨脂　茯苓　坎炁　胡桃　蓯蓉

陰陽並虧

虛損

脈細小。色白食少。不易運。形容入夏更瘦。不獨精血不充。氣弱易泄。不耐煩勞。此臟陰腑陽交損。補三陰為是。

人參　熟朮　茯神　芡實　白芍　歸身　北五味

熟地　桂圓煎湯和丸

虛勞欬嗽下損

[illegible]

老勞遇夏食減氣喘

病是老勞。不肯充復。入夏時令熱烯。氣泄形肉日瘦。行動
氣喘。納食日少。平昔喜用冷食。只宜用生脈四君子。
人參　麥冬　北五味　熟朮　茯神　炙草　熬膏服

腎損發喘

課誦煩心。情懷憂慮。五志之陽鬱勃少伸。直升直降。遂發
肛瘍。久而成漏。痼難復。為勞怯。必開懷怡悅。用藥全以胃
氣為主。　人參　蒸白朮　茯神　陳皮　炙甘草
面色青黃。脈垂入尺。吸氣短促如喘。身熱尤甚。此皆精血
下奪。氣不歸元。肝腎損極。不復。雖填精充髓。病深未必能
效。　鮮河車　山萸肉　山藥　茯神　熟地黄　芡實
北五味子　白蓮藕搗取汁。

血症音啞

今夏血症再發。入秋音啞。喉痛。陰損難復。

失血衝逆咳嗆氣喘

生地　麥冬　天冬　北沙參　茯神　阿膠　鷄子黃

脉下垂，右大。深春失血，入秋半不復。飲食仍納，無以充長精神。由精血久損，肝腎不納，行動則喘，語言氣怯，着枕衝氣上逆，咳嗆。皆損及八脉，不易治之症。

河車　杞子　北五味　沙苑蒺藜　湖蓮肉　大麥冬

人參　茯苓　熟地黃　山藥漿同河車膠為丸

勞傷失血食減胃虛

脉數虛，右大。入夏咳嗽失血，遂飲食頓減。此屬勞傷內因。以養胃陰甘藥，乃土旺金生之義。

黃芪　北沙參　苡米仁　炙甘草　黃精　茯苓

老勞吐血痰頻咳喘息

老勞有年，今夏血痰吐後，不但頻欬不已，身動喘息不止。此乃下元氣不收納，以攝固腎臟，不與肺喘同治。

下損吐血形脱便溏欬喘不卧欲起坐

埽葉莊方案

鮮河車　塊苓　熟地黄　紫石英　北五味子

胡桃肉　湖蓮　補骨脂　山藥粉糊爲丸

自正月間吐血。至今形瘦氣短。身動尤甚。飲食仍用。大便溏。着枕卧息不安。欲得坐起。此下焦衝脈之氣冲上。遂令喘欬不已。痰係脂液所化。吐咯永不清爽。下損勞怯症。最不易治。

人參　紫石英　五味子　坎炁　石殼湖蓮

瑣陽　茯苓　山藥粉糊爲丸

壯年脈形數垂入尺。痰多唾嗽血。冬底盗汗。顯然真陰不旺。精血難充。若不加保養。久延成怯。

人參　熟地黄　山藥　茯苓　芡實　建蓮肉

牛膝　五味子　河車膠和爲丸

下損痰血不卧

向来體質。是下元不足。上冬過暖。氣泄。暴冷直侵。暴嗽俛不能卧。痰多血冒。已是下焦厥逆干上。夫不卧之症。有餘者治肺。不足者治腎。而参芪乃補中脾胃藥。其見効之故。是從中堵截。聊以遮攔。架隔其冲。脾胃得醒。穀進精氣少甦。究竟陽二三治法。非上乘工夫也。當以河車膠益衝任。以包舉大氣。以臭穢是下焦。上泛用重濁之補。以填之。乃至理也。下午餘功。以四君子湯益土生金。用之勿怠。確守可愈。非比客病傳變。朝更夕改者。

陽浮氣升

先天原弱。繼以病傷。是症精血不肯生旺。陰不戀陽。陽浮氣升。煎方以酸收重鎮。滋陰填頗效。調攝大旨。忌食辛辣。不宜夜坐。及奔走之勞。久服可冀復元。

虛損勞怯

嗽血

金櫻膏　青鹽　芡實　磁石　龜鹿膏　山萸肉
熟地黄　湖蓮　阿膠　瑣陽　北五味　雲茯神

少壯脉小數。垂尺及澤穴。男子精血不肯充旺。情萌内震。陰火即動。此失血欬嗽。外寒内熱。非外来客病。自能保養。不致成怯。用藥不過治偏。無關於生長身中之精氣。

復脉湯去参桂薑。加入北沙参　甘蔗漿。

久勞自下損及上

病乃陰傷已及陽分。形羸背寒。河車丸包舉填精。究屬濁陰之藥。必兼建立中陽。以崇生氣。若壘欬治血滋陰。必然敗壞決裂。

紫衣胡桃　米糖　煨薑　南棗肉　白芍　炙甘草

血後欬嗽。食減。子後汗泄。虚損雖自下起。驗諸色脉。扶中

更要理嗽。清凉愈治愈凶。　異功散

形氣精血消憊。生生不來。豈草木可以充復。古稱人參益氣。羊肉補虛。咽喉如痺。佐秋石為外廓。取鹹味直至至陰。

人參　雄羊肉腎　赤石脂　鮮山藥　搗漿丸。再以秋石為丸。

病原本是陰傷及陽。其外寒內熱。惡食彊食嘔。以及泄瀉。皆滋潤凉藥。希冀治嗽。嗽仍不止。胃反受傷。然虛損為肝腎病。當此地位。以脾胃進穀為寶。莫言治病。

戊己湯加入茯苓

診左脉浮弦。右大而緩。視面色痿黃。膚乏滹澤。據述瀉血已二十年。頻用清凉止血。血仍不止。食減神困。改進參朮甘溫有效。此乃救前藥之謬。未明病機所由來。夫積勞者令陽傷金匱云脈大為勞虛極者亦為勞聖人明示大而勞者宜理陽虛而勞之必宜理陰自血去太過自述大腿跳躍按之不息腎液肝血無以養骨營筋內風翔動致奇脈蹻維全不司其約束腑陽臟陰奇脈交損中年以後最難充復日就衰憊宜矣論久病內傷必究寢食今食少艱運寐少寤多莫言治病當固護二氣之衰再參天運地氣之勝復斯身中陰陽消長必有合也

附方

人參　生益智仁　木瓜　生於术

附方

人參　芡實　大熟地炭　茯神　五味子　石蓮子

北沙參　固本加阿膠　又加芡實山藥茯神蓮肉

生脈合六味去丹澤加女貞芡實　都氣湯加青鉛

固本加茯神芡實阿膠五味蓮肉龜版人參鬚

八珍湯料為末加河車膠和丸

形瘦脈細色奪。下焦氣衝心。痛咳甚。此肝腎精血內虧。衝脈之氣逆上所致。此治肺清潤無益。乃內損之症。最不易治。

熟地　茯苓　五味　芡實　石蓮肉　炒黄山藥

胗脈左部弦大。若有鋒鋭。右脈如數。按之虛濡。述上秋失血。夏季再發。交秋欬嗽甚。必食穀噦嘔而出。凡人身左升主肝。右升主肺。左升太過。必右降不及。木反刑金。氣不肅化。而咳。咳甚而嘔。況冲年陰火易動。龍相交熾。胃少寧靜。越人有下損及胃之文。此皆內動精氣之恙。苟非屏絕慾念怒勞。徒以藥餌為治。草木無情之物。不能充精益髓耳。

人参　飴糖漿　蜜炒新會皮　炙甘草　生白芍
南棗肉

脈右弦大數。左小數。據述操持過煩。遂欬嗽失血。血止半年不復。肌瘦色奪。身動喘促。鼻息有音。咽喉乍痛乍緩。顯然精血枯痿。下焦元海之收攝之權。陰不上承。但有衝脈浮陽升舉。有升無降。無秋收冬藏之應乎天地。故清涼潤肺。無濟乎喘咳。諸症皆由根本下怯。子令母虛。此謂內損。草木藉其偏勝攻邪。精血有情。藥味未能充長。故御藥無功。惟潛心屏俗。靜處山林。寒暑一更。凝然不動。間有病痊者。

早晨服瓊玉膏　午服人乳

色晄白。脈小不食不飢。便溏不爽。久坐脊骨痛耎。行動如喘。此精氣內奪。失血內損未復。更加時瘧再傷。涎沫湧吐。
五液所化。非陰臓之藥所宜。用參建中湯去薑
攻毒金石重墜。其氣流入骨髓。內蒸爍液。漸致內損虛怯。
凡滋養黄地之藥。決不應病。當常以青鉛數兩打薄。每日
煑汁。用於煑粥煑飯。經年摟剔藥毒。
方用聚精丸加茯苓

夏至陰氣不生。乃損不能復矣。今當大熱。氣泄愈甚。百脉
諸氣皆空。脂液盡耗。難更甦。為寒為熱。無非陰陽互乘。陽
由陰上越。則頭巔痛。風木之火入中。則嘔逆欬嗆。總之液
涸神竭。進兩儀瓊玉。扶至稍凉。再為酌量
人参　麥冬肉　竹葉　大麥仁　烏梅肉

鮮荷葉搗汁　水煎汎冷服

勞損三年冬季病發遂音啞無聲入春乾欬欲涼飲大便不實所幸胃納頗安以固攝下焦望陰得上承庶可延年

熟地　茯神　芡實　川石斛　山藥　湖蓮

脈左數甚夏季嗽血入冬聲嘶喉痛陰損成勞藥不易治

生地　甜北沙參　麥冬　阿膠　川斛　生雞子黃

脈細促數是腎精肝血內耗欬嗽必嘔吐清涎濁沫此衝脈逆氣自下泛上氣不收納喘而汗出根本先撥藥難奏功醫執見血為熱見嗽治肺是速其凶矣

人參　胡桃肉　秋石　熟地　五味子

陽傷背寒陰損發熱久嗽失音延及喘嘔兩三年來容瘦

膚枯。諒非外邪壅遏。由營衛偏枯。勞損成痾。

黄芪 阿膠 棗仁 歸身 牡蠣 炙甘艸

虛損欬嗽

暑解熱止。欬嗽喉息有音。唾痰涎沫。此腎陰不固。虛熱浮溢致欬。非湯藥可愈。戒酒色嗔怒可安。否則延為勞怯。

都氣湯中加入 秋石 清阿膠

向有失血陰虛。春夏又病時氣。秋咳嗆。舌根白胎。形質爽弱。以熱傷津液。治用復脈法。

生地 麥冬 阿膠 炙黑甘艸 麻仁 南棗

勞損夜熱欬甚。皆陰虧無以攝伏陽氣。衝脈皆冲上擾為嗽。若以清肺治嗽。嗽必不愈。必致胃傷廢食矣。

塲葉莊大案

水煮熟地　五味　天冬　女貞實　茯神　阿膠

脈數形瘦久嗽不止。六味湯中加入　天冬麥冬

色蒼脈數嗽已半年。納食不多姑以甘涼潤劑不得犯胃。

生白扁豆　玉竹　桑葉　大沙參　麥冬　生艸

寒熱半年嗽血前後胸背相映刺痛是過勞受傷營衛二氣空隙。法當甘温益氣莫與清涼肺藥。

歸芪建中湯去薑　附黃芪建中去薑。加　牡蠣

失血後欬嗆不已。行走氣喘。心熱脈細數促。此下焦肝腎精血傷損陽浮上熾為欬故清肺寒涼則謬。

復脈湯中去人參

寐則嗆欬。陽氣不能收入陽蹻。痰緑色。夜。不能寐着枕此。

虛勞欬嗽

爲腎病。薛氏加減八味湯中。加入紫衣胡桃肉。

脈左數欬。必下氣上冲。此爲陰虧。乃怯症之根萌也。

熟地　茯神　芡實　五味　山藥　建蓮

脉得關前搏大。納食頗多。據說飲酒食鹹味太過。致嗽血失音。且形瘦面赤。從木火刑金治。凡酒客不喜甜膩藥味。

枯黄芩淡泡　生石膏　知母　滑石飛　生甘艸　川貝母

左升從肝。凡相火內風不寧。胃津化痰。擾肺爲欬。而誦讀久坐。都令君相上乘。臟陰不充。必夏至漸生。斯時且勿攻苦。養至白露可愈。

熟地　山藥　女貞子　芡實

杞子　萸肉　鹹秋石　茯苓　建蓮肉　豬脊髓丸

因痢陰傷。宿病欬嗽痰多。是下焦陰不上承。五液泛而爲爲痰涎藥難奏功。必須安養。待精氣充復可愈。

熟地炭　芡實　茯苓　炒山藥　湖蓮　川石斛

時氣熱病久。延傷陰。遂有失血欬嗽。夏秋晡熱倦懶。暑熱受受傷氣也。只宜養胃腎之陰。不必以其欬嗽而治肺。

復脈去參薑桂

右脈虛大。色奪形瘦。肌爍瘡瘍。欬嗽經年。曾經失血。是津虧氣餒。由精勞內損。但理胃陰。不必治欬。

金匱麥門冬湯去半夏

脈數虛。右大。久嗽咽喉痛。足冷。是虛陽氣浮越。引導不應。曾服八味丸。

大造去人參牛膝

中下交虛。痰多嗽甚。血止。下焦冷。寅卯莖舉。是陰不攝陽。

陽自獨升獨降冬失其藏春深怕發

熟地　茯苓　芡實　五味子　山藥　建蓮肉

久嗽食減痰多氣短吸與麥門冬湯

數年以外失血形瘦食失行走風喘自述交夏血症必發發則左脇有聲由下而上蓋肝陽內風旋動血溢皆腎水不主生木若能安養怡悅尚可帶病延年

九製首烏　旱蓮艸　天門冬　方解青鹽　茯神

雄羊肉腎　女貞子　枸杞子　麋角膠

診脈左部平和右關弦大帶滑此失血並非虛損問胸脘不爽是陽明胃氣不和氣逆則擾動血絡只宜整戒酒肉辛辣胃和即愈不須介懷

咳嗽失血虛勞

紫降香剉末　金川斛　桔梗　廣皮　杜蘇子
杏仁　枳殼　萊菔子

脈細嗆血。病從下焦。氣衝根怯。宜戒酒色。妥守百日可旺。
六味加　車前　牛膝

服麻桂湯藥。失血咳嗆不已。過辛溫耗散動絡。姑以甘柔藥緩之。炙黑甘艸湯

脇痛失血。數月不止。　降香末　桃仁　茯苓　桑葉
牡丹皮　苡米仁　藕節汁　蘇子　韮菜根汁

脈小弦虛。久嗽。失血盈碗。血止仍然納食。晨起頃嗽甚。此勞傷嗽血。宜養胃陰。治肺無用。　甜北沙參　炙甘艸
黃芪　百合　白芨　南棗肉　蒸和丸

左脇痛必血溢黑點塊絡有凝瘀病發無用通絡消瘀

藕節　桃仁　降香末　勾藤　蘇子　漏蘆

脉左如刃鋒多嗆夜少熟寐嗆甚必血溢此衝脈中陽升乃下元精血不足瀍當滋填實下元若但寒涼熱清必致胃減便難調治

地黄　元武版　茯苓　芡實
阿膠　山藥　湖蓮　藕汁膏　人乳粉

脉左空右濡右脇先痛繼以嗆痰血塊此肝胃絡傷都因情懷不舒之鬱形瘦食減甘緩主治

生黄芪　南棗　柏子仁　炙甘艸　當歸　茯神

形瘦脉數長夏見血入秋發瘡皆陰分不足不耐時候熱蒸發洩慾此胃口頗旺只要靜心保養百日不及一年可

瘦。秋石　熟地　麦冬　阿膠　湖蓮肉　澹菜膠
五味子　龜版　茯苓　山藥　加蜜和為丸

少年脈数形瘦。是先天遺熱。真陰難旺。衄血上溢。陰虧無以制陽。瘧熱再傷其陰。血来更頻。延及損怯。當以靜藥補陰。不必苦寒傷胃。　熟地黄　山藥　清阿膠　秋石
大麥冬　山萸肉　茯苓

形充脈小。痰嗽帶血。此非陰虛火升。乃辛燥刼動胃絡。只宜薄味清養胃陰。戒酒肉煩勞可安。　茯苓　冬桑葉
炒黄川貝母　大沙参　甜杏仁　苡米仁

脈左數大而堅。用力致傷。氣升血上。靜坐安養百日可安。用養肝陰和胃陽方。　細生地　川石斛　大沙参

白藊豆 大麥冬 清阿膠

誦讀心煩。陽易動。陰不能守。血隨氣升。所喜胃旺。苟能安閑保養。經年不發。其脈絡日固。藥以壯水制火為主。

熟地黃 山藥 建蓮肉 大麥冬 龜版 山萸肉

五味子 茯苓 遠志肉 川石斛膏和為丸

勞力絡動失血。脈大寸搏。能食欬嗆。用甘藥養肺胃之陰。

白扁豆 北沙參 麥冬 細生地 茯神 丹參

又有欬嗽。涉水用力。勞傷失血。寒熱不止。皆營衛單弱。

歸芪建中湯去薑 一方秆去飴

痰中血不因咳嗆而出。納食漸減。此胃絡受熱。氣不降津變。以甘涼潤降。則不傷胃。

欬嗽失血虛勞

甘蔗漿　川石斛　生扁豆　大麥冬　茯苓

此勞力所傷。失血能食無力。當養氣以生精血。

生黃芪　當歸身　淡蓯蓉　茯苓　牛肉膠和丸

脈數失血。不欬。而槁勿進陰藥。扁豆　苡米仁　棗仁

茯苓　川石斛　炙甘艸　秋石少許冲服

陰奪陰損。心動陽升。壯年失血成怯。所喜胃旺。只要戒慾。蹔廢讀書。勿動心搖。持百日漸可復。

熟地黃　山藥　芡實　女貞子　茯神　湖蓮

冬月無明衝悸失血。心中惶惶無主。精血暗損。浮陽內震。法以鎮固。

紫石英　杞子　萸肉　棗仁　龍骨　五味子

過動失血。升降失和。

阿膠　茯神　天冬　鮮生地

火麻仁　柏子仁

勞力陽氣發洩。血絲自溢出口。乃脾營胃衛受傷。法當甘藥調之。

芪建中去薑。加　苡薏仁

嗜酒沉湎。胃虛絡熱。加以煩惱易怒。肝膽氣火易熾。納食味不甘美。脘悶當有噯氣。肝陽犯胃。血必帶痰而出。從來酒客喜食爽口之物。不用滯膩甜食。脈大為陽氣上逆。滋陰如地黃于肉。皆與體質不相投矣。

茯苓　丹皮　川石斛　生穀芽　桑葉　降香末

久欬失血。食少便溏。脈來虛小。當以後天脾胃為要。清氣滋水為第二義也。

戊己湯

失血後臥着嗆甚。欲坐不飢。勉強納食。脈細促。兩足皆冷。

此元海氣乏不納。衝脈之氣逆冲。虛怯門常有。㝡不易治。
熟地炭　牛膝炭　石蓮蓬　炒山藥　真桂心
紫石英　芡實

脉左細數右。關弦大失。血兩三年。欬嗽不已。行動氣塞。胷膝痠耎。顯然下焦不主收納。是精血內損。胃納頗安。議從填實下元。勿以治嗽肺藥。反令妨胃。必戒怒勿勞。庶百日可望小效。經年堅固乃安。
五味子　茯神　湖蓮　熟地　魚膠　山藥　芡實
沙苑蒺藜　金櫻子膏丸

氣過辛散。肺氣散越。穉年痰血。以益胃陰供肺。
白扁豆　大麥冬　茯神　北沙參　肥玉竹

秋暑失血。初春再發。右脉大。頗能納食。金匱云男子脉大

為勞極虛亦為勞要知脈大為勞是煩勞傷氣極虛為勞是情慾致損欲驅病根安静一年可期其愈

黄芪　苡米仁　南棗　北沙参　炙甘艸　白芨

脈細耎濇氣衝失血寐欲遺精令納穀不運神思日倦緣捺作太過上下失交當先治中焦心脾之營自旺諸症可冀漸復偏寒偏熱都主剥喪真元宜禁　九蒸於潛朮

人参　茯神　歸身　白芍　棗仁　廣皮　炙甘草

當夏四月陽氣大升體中陰弱失守每有吐衄神煩已交夏至陰欲来復進甘藥所謂下損不得犯胃也

熟地黄　茯神　芡實　山藥　蓮肉　甘艸

絡脈空隙氣必遊行作痛寢慮春末夏初地中陽氣上升

欬嗽失血虚勞

血從氣溢趨。此絪繆。當填精益髓。蓋陰虛欬嗽。是他臟累及于肺。若以清涼治肺。必然胃傷食減。立成虛損。𡘋其害者累之。　海參膠　麋角膠　淮山藥　山萸肉　芡實
茯神　北五味　湖蓮肉　金櫻膏　水煮熟地黃

失血以來。氣從少腹上衝。即欬逆坐起不得寐。乃腎虛不司攝納。衝脈上升而然。夫衝脈即血海。男子藏精。女子繫胎。今精氣內空。血獨升舉。食入瘕泄。火土交憊。時師每以清涼治肺治欬。不過通套而已。非論病也。　紫胡桃霜
人參　茯苓　淡骨脂　紫石英　鹿鞭子

溫邪未得清理。食葷太早。蘊熱攻絡。欬嗽失血。必薄滋味。迺效。　茅花　地骨皮　桑葉　茯苓　苡米仁　百合

大沙参　生甘草

嗽血三年。咽痛聲嘶。腹大便溏。是清寒治嗽太過。嗽仍不減。胃傷陰耗。陽乃獨升。　甜北沙参　生扁豆　茯苓　苡米仁　生葯　炒芡實

陰虛陽逆

額準痛。齒縫出血。口苦舌乾。盜汗或表散。或飲酒。更助陽泄。愈加不安。皆陰虛陽浮。當以靜藥益陰和陽。　熟地　龜版　秋石　茯苓　牛膝　萸肉　阿膠　五味

桑椹辛熱。肺胃受灼。每交夏四月。陽氣上升。遂致失血。以甘涼清肅。忌食厚味可愈。　川貝母　地骨皮　花粉　肥知母　苡米仁　生甘草

虛勞欬嗽失血

少年腸紅。陰氣走泄。欬嗽吐痰。食仍進。而聲嘶。氣促。走動

埽葉莊方案　十七

若喘且口乾咽燥飲水渴不解明係陰不上承矣

六味湯中加入　炒桃仁　當歸鬚

中年失血兩日陡然舌強無聲四肢麻木身痿足熱此水枯木火化風腎肝之病靜養方可向愈

生地　麥冬　阿膠　天冬　川石斛　龜版

寢食如常自上年失血之後巔頂及周身肌膚發疥瘰搔癢春發冬瘥以和血平調方

三角胡麻　製何首烏　金銀花　桑葉　淅甘菊　炒黑杞子　紅棗肉為丸

胃減吐血後早晨面腫晡暮跗腫氣分乃弱且理陽明

生黃芪　苡米仁　生甘艸　生扁豆　茯苓

久欬痰帶血絲納穀已減絡熱胃損宜要戒酒辛辣甘寒

不傷胃者宜之。

青甘蔗汁　麦冬　玉竹　沙參　知母　川貝母

春季痰嗽帶血。交冬血大吐。頭痛口糜。是陽不收藏。當填鎮。

熟地炭　萸肉炭　牛膝炭　五味　茯苓　青鉛

失血五年。今夏秋發作寖重。脈左濇右弦。衝氣逆則咳甚。天明汗泄。議用柔劑陽藥以治下。病者四十三歲

紫胡桃肉　茯苓　五味子　炒黑枸杞子

沙苑蒺藜　芡實　紫石英　石殼湖蓮

接案　失血發數臥枕。氣衝至喉。似乎痰阻。其實吐咯不出。此任脈不司擔任。衝脈陽氣直冲於上。納食多嘔。下損及胃。秦越人尚稱難治。便溏。凡填補下焦之。必佐益胃。寖忌清肺。

寒潤更傷中氣。大造丸去天麦二冬黄柏牛膝加入二儀丹

人参　河車　熟地　龜版　五味　金櫻子　芡實

夏熱勞力飲酒助熱洩氣血後欬嗽脇痛火升已是肝腎陰傷冒逆多噯須慮食減。　熟地黄　茯神　北沙参　天冬　阿膠　建蓮肉　人中白　川斛膏和為丸

脈緩寒熱失血自述負重傷力已是營衛兩怯當以甘劑益中分見血輒與滋涼。　芪建中湯

飲食先減中焦已怯辛辣都主走洩真氣二次反覆血來皆夜動不寐而至因勞而發内經曰勞者溫之取乎溫養氣分也。　黄芪　白芨　茯苓　米糖　米仁　炙艸

奔走動陽失血繼而欬嗽吐痰由真陰虧損五液蒸痰穢

此胃口頗旺。以靜藥填陰攝陽。　熟地水製　阿膠　女貞子

天冬　米仁　刮白龜版　醎秋石　知母　霍山石斛

血脫補氣。況汗血竝至者乎。冬令　人參　生芍　扁豆

熟地黃　玉竹　茯神　花蕊石　童便

脈微而咳失血之象也。膺胸隱而痛。肺胃之絡也。

當歸鬚　炒黑山查　苡米仁　赤芍藥　川鬱金

絲瓜絡　通草

冬至已近。氣候太溫。少陽先升。地氣不藏。發越之性無物不折。所以吐血之症皆發矣。　熟地黃　女貞子　茜草

炒白朮　苡米仁　玉竹　旱蓮草　炙甘草

聲不變而粉紅濁痰不已。是絡傷。非肺傷也。所以膺內痛。

虛勞失血

白芨 麥冬 蒸术 米仁 苦参 北参 沙 炙甘艸 牡蠣

中氣不攝。非陰弱吐血可比。勿進陰藥。

四君子湯中加入 牛膝 玉竹

盛體失血。作酸噯逆。脈得左澀右弦。合引血于之條。曲直作酸之旨。責之厥陰中陽氣上乘為治。

旋覆花 代赭石 老枇杷葉 块茯苓 新絳屑

脈左數搏大。因驟然跌仆。吐血仍然。安穀如常。此陽氣暴升莫制。絡血不得寧靜而泛越。夏三月至秋分。戒嗔怒情慾。莫令舉發。

六味加入 秋石 阿膠 川石斛

春暖陽氣升越。行走動陽失血。只宜安養靜坐。藥以甘緩。不傷胃氣。

風溫咳嗽初愈。暮汗繼以痰血。春半陽氣發洩，冲年陰未充盛。致血隨氣溢。讀書聲高則頭痛。陽升顯然。

六味去萸肉加入　白芍　阿膠　麥冬

脈緩大。吐血甚多。仍然安穀。此陽明胃絡病也。戒奔走煩勞。方可冀其奏效。

生黃芪　薏苡仁　南棗肉　山漆　茯苓

暑熱傷氣。秋燥上加。亦令傷氣。舌乾咽痒欲嗆。胃氣不充。肌膚已曾失血。兼保陰液為宜。擬用。

喻西昌清燥湯減人參。

老年因秋燥欬嗽。食少胃弱。脈小數。當以清潤甘藥。不致傷胃。

南沙參　玉竹　桑葉　象貝　吧呾杏仁　炙甘草

虛勞　二

脈虛數。形寒。心中煩熱。五更後氣升咳嗆。當秋分節燥金司令。大熱發泄之餘。皆能化燥。肺為嬌臟。最處上焦。先受其衝。宜潤燥以滋其化源。

冬桑葉　大沙參　玉竹　南花粉　生米仁　蜜水炙橘紅　白糯米泡湯煎藥

比兩字應稍大

中風門

肝風頭旋目暗

過勞陽動。內風上蒙清竅。頭旋目暗。上實下虛。若能保養。冬藏可安。

炒黑杞子　甘菊炭　穀精珠　牛膝　穭豆皮　女貞實

肝風目脹嘔逆

此肝風升舉。目珠脹。咽塞嘔食。下焦獨冷。常年久瀉。今反便難。

石決明　香附汁　夏枯草　草決明　生神麯　橘紅

肝風眩厥心悸

眩厥心悸。咽中填塞。汗泄畏冷。都主肝陰虛餒。陽明內風

肝風旋暈嘔酸

上巔。生牡蠣 天冬 穭豆皮 阿膠 茯神 小生地

凡動皆陽衝氣至脘嘔酸乘巔旋運食漸減肌肉消是肝木之陽趨胃久而陽化內風直上巔頂而爲暈矣煩勞搽持君相過動所致情志之病不專功於藥餌。

石决明 生地 柏子仁 阿膠 天門冬 茯神

肝風眩暈耳鳴心悸汗出

耳鳴眩暈心悸寐醒汗出身汗從牙宣失血所致此皆肝腎致傷內風勃升也。

生乾何首烏 冬桑葉 茯神

黑芝蔴 天冬肉 甜北沙參 蜜丸秋石湯送下

肝風頭暈。枸杞子 當歸身 桑葉 蒺藜 何首烏

甘菊花 炒白芍 塊茯苓 天麻

內風眩暈怔悸

五志中陽氣冲搏心怔悸眩暈多勞多怒老人臟液乾枯

中風門 三

葉莊方案

內風掀越使然。

生雞子黄、 柏子仁 生地黄、 茯神
清阿膠 天門冬

內風巔眩

入秋一月。天令肅降。脈得左寸搏數。左關小弦而動。是心煩君相少寧。肝陽變化內風陡升莫制。巔頂皆眩。腦後筋惕。何一非陽動所致。此皆陰弱不主配。非肝臟有餘之比。法當益水滋木培母。另開養心脾之營。使上下不致龐雜。肝腎方以攝固。柔溫宗聚精七寶法以治之。

赤白何首烏 赤白茯苓 方解青鹽 番舶茴香
補骨脂 鰉魚膠 沙苑 北五味子 蒸餅和為丸。

臨卧服心脾益氣養營方。用歸脾湯去芪桂。

肝火熱厥

六七年病。猶然納食行走辦事。凡肝膽之氣。從左升直至

肝虛目疾

巔頂。風木必尅土位。胃脘似乎悶痛。外象若冷爲深。當以龍薈丸苦降治之。

龍薈丸

肌膝乾燥。而目因起努肉。不飢仍能進食。神識晝昏夜慧。詢中年鰥居。而陽事易痿。有夢遺精。其損傷在肝腎精血。

首烏九製　甘杞子　菊花炭　柏子仁　淡蓯蓉　茯神

內風旋越精濁內怯

驚必動肝。久而陽氣變化內風。旋越不已。有升無降。陽不交合入陰。不但遺瀝精濁。入夜遑欲絕。宜攝陰鎮陽法。

磁石　五味　龜版　棗仁　龍骨　萸肉　茯神　當歸

肝陽內風

脇左熱。攻心及背。痰多。面浮肢麻。肥人肝陽偏熾。乃性情易嗔怒所致。

復脈去參薑桂

瘦人稟屬陰虧。耳鳴眩暈。是內風陽氣之震。磁石制肝陽上吸。質重鎮納歸腎。然必以用填補于甘酸味厚之藥爲合法。用之不效。乃補攝力輕所致。 熟地黄 天門冬 龜版 紫胡桃肉 山萸肉 磁石 麥冬 五味 阿膠 芡實 各碾末煉蜜和爲丸。每早服六七錢。

五旬向衰。水不生木。則内風動越。巔頂眩暈。昏烙跗無力。小便頻動。議填下元不足之陰。 人參 天冬 五味 杞子 茯神 熟地 生地 瑣陽 首烏

據説夜坐久勞。脇下氣升。耳鳴頭暈。目中黑暗無光。此肝風陽氣。上蒙清竅。久恐仆厥。 地黄湯加 磁石 五味

脾胃居右。氣行于左。左手痿痹不知痛癢。不能把握。所謂胃氣虚。則不用者是也。王金壇云。偏枯之病。未有不因真

氣不用。旨哉斯言。治瀍專培氣分。補而宣通。可望其效。

人參　黃芪　生白朮　附子　生川烏頭

右股痿痺無力。甚於秋冬。緩於春夏。是陽氣不足也。但三旬壯年。不宜有此。

芪附湯

風痱

右痪舌瘖無聲。脈小微濇。病起上年十二月。仍能納食。此中於脾絡。治以宣通靈散。

白附子　熟半夏　茯苓　鮮石菖蒲根汁　薑汁浸竹瀝　早服地黃飲子

脈緩。男子右癱麻木。丹溪議從血虛有風。思起病值冰雪寒威。以舒筋湯。

黃芪　當歸　桂枝　羌活　防風　撫芎　薑黃　桐皮

半百已外。陽氣日薄。衛弱不司護衛。右肢麻木。風虛也。

摘葉方案

痰中右痪舌瘖

芪附湯合玉屏風散加。　桂枝　甘艸　薑　棗

附方　二陳湯。加生白芍桑葉羚羊角竹瀝薑汁法爲丸。

中年麻木筋脹陽氣已衰。內風動自動。㝡怕痱中。脈微色痿。

宜溫補通陽。　生黃芪　生於朮　炙甘草　熟附子

南棗肉　老生薑　後加人參

脉靜。寢食便調。向有胃痛。飲煖燒酒相安。今年春季跌仆。

右肢偏麻。語音不爽。是皆氣傷痰阻致內竅少靈也。

白金丸　菖蒲根汁法丸

木薫金化右痿。太陰受邪聲鼾。厥陰亢極目瞑。內風擾動

汗出呼欠頻頻。陰陽欲分。面淖澤外越之象也。先擬熄風

輕通之法。由節令初升之故耳。　羚羊角　鮮石菖蒲

生牡蠣　馬料豆　天麻　橘紅　鈎藤　白芍

椄案　目瞑戴陽。脈空大。肝風正甚易同也。

生地　羚羊角　料豆　桑葉　玉竹　川石斛

椄服　人參　杞子　遠志　白芍　熟地　北五味

大熟地　茯苓　巴戟　橘紅　後改歸芍六君子丸

素乏深藏。適逢冬陽泄越。真陽從陰中走出。金反畏木。右縱。左枸。神清志昏。上實下虛。數日外腑氣不泄。使陰陽漸交。方可商治。

人參　淡附子　炒遠志肉　炒熟地黄　炒枸杞子　茯神　分三次每次調入猪膽汁。以味苦為度。

少陰不藏。肝陽升亢。發為痿痱。

玉竹　生地　羚羊角　川貝　赤芍　桑葉　知母　鮮石菖蒲　遠志　川石斛

右瘓舌瘖足痱面赤戴陽呵欠微呃診脈小濡而緩此腎納失司肝風突震但病起耳後暴腫必兼濕熱客氣清上輕揚腫勢頗減七日以來當隂陽經氣一小週天不必以時邪引病爲惑昔河間宣明論中謂舌彊難言其咎在乎舌下經脈不主流通以腎脈縈及舌下耳其主地黄飲取意濁藥輕投機關漸靈俾無碍乎上氣痰熱仿此為法

熟地黄 枸杞子 牛膝 石菖蒲 淡蓯蓉 茯苓

川石斛 遠志肉

接案

脈象左部稍振水虧風動左牙痛蓋風從内旋乃陽之化氣衹以春升少納下元不司收藏虚症何疑况因目恙頻用韭子煙薰查本草辛辣升騰助陽損真人於遺濁用之

藉其升陽以涵陰。更無漏泄耳。今痱中八日。聲音漸振者。乃精氣略有寧靜。裡竅略有靈機。是順境也。不明此理。仍用辛泄加人參。亦是清散上焦之藥。但肝腎臟虚在于至陰。若再投辛苦。以傷其陰。必致虚症蠭起。專望其向安倚必以上有火熱。古稱實火宜清。虚火宜補。温養柔和。與温熱剛燥迥異。幸勿疑訝。

生地　麥冬　女貞子　阿膠　茯神　石斛　接後案

接案　二日來干支一輪。右肢痿。右足跗略有痛象。舌竅未靈。味少甘美。虚象顯然。三日前主家以齒痛為熱。醫迎主見即投辛涼解散。此症虚在肝腎。下焦若不固納。維本漫無着落。仍以前法加入涼肝可也。

熟地　茯神　牛膝

遠志肉　杞子　川斛　天冬　甘菊花

内風皆陽之化氣。然非有餘。是二氣不主交合。令形寒跗脛背冷。似屬陽虛。景岳云。陽失陰而離者。非補陰何以攝散失之陽。此病發皆主乎動。前法多以靜藥。謂病象在身中之左。有升無降。據說舌絡牽掣。喑不出聲。足不堪行動。與河間肝腎氣厥同例。主丹溪虎潛法。

虎潛丸　又地黃飲子。去附子。加鹿鞭子煎汁。搗為丸

陽明脈衰。厥陰風動。頭暈心悸。肉瞤麻木。有風痱之累。少飲加穀易安。

酸棗仁　炙甘艸　淮小麥　北沙參　炒麥冬　南棗肉

中年脈弦。右臂肢指麻痺。凡男右屬氣分。氣弱陽不運行。

行則痰日生。乃水穀不主變化精凝。當以健中佐運為主。蓋脾胃主四肢。滋陰血藥多膩。為痰樹幟矣。

六君子加蒺藜　水泛為丸

麻木在身半以上。清陽遏阻。亦夏秋伏熱致傷。清上可愈。

桑葉　肥玉竹　枇杷葉　馬兜鈴　川貝母

杏仁　大沙參　天花粉

此四字應銷去

營虛

陰虛陽逆煩勞陽升

是病遇勞即發。安養稍愈。身心不堪煩動。男子苟非素豐。難以坐食耐久者。不關醫藥之治病也。

綿黃耆　茯神

遠志肉　棗仁　炙甘艸　當歸　龍眼肉

營出中焦。心脾皆怯。滯補耗氣。皆忌。不耐煩心。屬虛。此辛

[illegible]

甘養陽養營一瀍。有合乎心脾矣。人參　茯苓　桂心
炙甘草　菖蒲　當歸　桂圓　煎濃湯泛為丸。
有年勞傷神瘁。膚無膏澤。時欲腹鳴啾痛。營虛不得流行
之象。開懷安逸。僅可帶疾延年。熟地黃　炙黑甘艸
人參　肉桂　遠志肉　當歸身　白芍
養營膏子藥方　熟地黃　桂圓肉　茯神　黃芪
人參　枸杞　遠志肉　炙甘艸　當歸　五味子
形神過勞。陽動不靜。六脈皆弦大。徹夜無寐。以靜攝心肝
腎之陰。大熟地　棗仁　天冬　青龍骨　龜版
茯神　生牡蠣　遠志　知母　五味子　川斛膏丸
述夏令氣暖發泄。自覺跗臁筋骨氣空如墜。未至深冬。即

肝腎陰虧火升蹻維失護

欲煖護。兼以易怒熱升。此屬下元精血暗損。仍多矜持煩勞心。陽動吸水虧。肝木必涸。平素不受溫補。及參朮益氣。議以滋填充髓主方。且痰多食少。又必顧及胃氣。

線魚膠　沙苑蒺藜　茯神　鹽水炙補骨脂
甘杞子　柏子仁霜　砂仁　九製赤白首烏
川黃柏　紫胡桃霜　茯苓　方解青鹽

向多牙宣。陰虛火炎。三瘧入于陰。蒸燥脂液。日加枯槁消渴多飲。液涸引水自救。急當滋補肝腎之陰。加以血肉填精。包舉大氣。

製何首烏　天門冬　麥門冬　生地黃
熟地黃　各碾末。以河車膠和為丸。

能食知味。病不在上中。口糜舌絡。紫絳。喉痛。中腹熱。小溲甚

陰虛陽逆

三一

少。都因肝腎先虧。熱伏于裏。陰傷陽越。汗從此泄。知母

生鷄子黃　細生地　黃柏　上阿膠　黑豆皮

接服大補陰丸中。加入　阿膠

腎開竅于耳。膽脈遶出耳後。經以腎藏液三合。膽藏汁三合。煩勞太過。液耗汁乾。少陰少陽樞機不利。遂有失聰之狀。中年有此。液少風動使然。磁石地黃湯

脈數耳鳴吐痰。天柱骨胥膝痠。兩足冷。此陰虧陽升。當填補實下。　左歸去牛膝。合　二儀膏

冬至藏陽。腎主收納。今質疲陰虧。偏熱。夜深久坐。陽不入陰。浮越及耳鼻上竅。先用　東垣滋腎丸。鹽湯送下。

勉強搖精。致陽縮囊縱。不但形弱傴僂。肛門臍竅。皆爲收

此陽虛者所宜

引咽喉牽絆似垂食物漸漸減少由精血之傷有形最難
自復少陰厥陰脈循喉嚨開竅于二陰既遭損傷其氣不
及充注于八脈故症見拘束之狀上年進桑劑陽藥服後
巔頂維脈皆脹耳竅戀鳴想臟陰宜靜可藏試以柔輿身
佈必加跼促不安宜乎升陽動藥之不靈矣夫少陰內藏
原有溫蒸諸法厥陰相火內寄惡暖喜涼仿丹溪法

鹹秋石　鹽水炒知母　真阿膠　栢子仁　生地
白茯苓　炒黑遠志肉　龜版去墻𢭏

遇天氣鬱勃泛潮常以鮮頭艸葉泡湯服三次取芳香不
燥不為穢濁所犯可免夏令時令之病鮮蓮子湯亦好若
汗出口渴夜坐火升舌碎必用酸甘化陰以制陽光

陰虛陽逆

堉葉氏方案 勞倦陽虛寒熱

烏梅肉三分 蓄飯蒸熟 氷糖三錢 畧煎一沸服 飯後茶飲只宜

炒大麥冬湯芥片。至其松蘿六安味苦氣降，中虛者不宜用。

脈數上盛下虛，當固其陰。熟地黃 麥冬 炒山藥

川石斛 茯神 阿膠 五味子 石建蓮

此四字應移大

勞倦陽虛寒熱

脈濡，食少腹鳴，煩倦無力。此屬勞傷陽氣，當與甘溫補其

營衛。苓桂朮甘湯中加入薑棗。

身半以上為陽，天明少陽生動，乃痛，清氣陽傷矣。酒肉濁

味之補，皆陰凝助痰耗氣，當以東垣法調之。

人參 茯苓 白朮 桑葉 炙甘艸 牡丹皮

勞倦中虛，陽少旋運，遂脘悶不飢。醫投發散消導，中氣更

傷溏瀉。 生穀芽 生於术 生益智 茯苓 廣皮 来仁

向屬陽虛體質煩勞更傷陽氣。春季暴冷雨濕。脾胃之陽易困納食不運噯氣䐜脹。皆清陽不司流行。濁陰欲聚氣滯無權。當辛溫理陽。藉以通爽。用疏胃補脾法。

人參 塊茯苓 紫厚朴 益智仁 廣皮 生薑

因遭顛沛。胃痛食減吐痰。遂致肌瘦形寒。此中宮陽氣爲思慮鬱結。日就拘束之象。東垣升陽。擴充脾胃鬱舒則陽可復振。

炒焦白术 茯苓 高良薑 煨葛根 廣皮 炙黑甘艸 紅豆蔻 煨升麻

診脈弦濇之形已退。夏秋病邪已去。但食少神不爽。健欲大便肛門下墜。是皆陽氣不復爲之。氣陷不藏。都因憂思

勞倦陽虛寒熱

致傷。開懷怡悅可安。不獨恃藥餌。用扶陽法。　炙甘艸

人參　茯苓　薄桂　生薑　當歸　廣皮　南棗

陽氣素虧。背部怕寒。冬月嗽甚欲坐。入春納穀䐜脹。脈左弱右弦。議濕中有熱。氣蒸肺氣膹鬱。口舌咽喉仍窒。

早服葦莖湯　夜服威喜丸

喜暖畏冷。陽氣弱。少護衛。近日耳閉失聰。非外邪客侵。由乎氣不下納所致。先用鎮逆導引主之。磁石　萸肉

菖蒲　牛膝　茯苓　熟地　遠志　五味　龜甲

夏秋氣大發泄。身中之氣久虛。無以主持。故見病治病無功。而安中納下。每每獲效。入秋進附子七味丸頗合。今秋分後天氣漸肃。地氣收歛。緣久熱傷氣。虛體未能收肅。是

以肢節時寒，巔頂欲冷，無非病久諸氣交餒，斯外衛之陽少護，液髓暗枯，則血脈不營，而陰乏内守，凡此皆生氣之淺薄也。急當溫養益氣，填補充形，助秋冬之收藏，為来春生發之用。内經有四季調神之訓，令投藥亦當如此旨。

鹿胎一具，酥炙　羊肉腎十對，熬膏　黄狗脊十副，熬膏　肉蓯蓉　青鹽　九蒸熟地黄　北五味肉　湖蓮子　茯神　人乳粉　柏子霜　鮮河車一具，漂洗

用諸膠地黄搗和，餘劑各為末，杵和為丸，每服四五錢，人參湯下。

痢久傷腎，氣不收攝，肛門如錐刺，痛而下墜，小溲不利，先議亦陽一法。

生鹿角　人參　茯苓　陽起石另研細，調入　當歸身　生菟絲子

[illegible]

面黄肌減。脈數虛。形寒食少。乃勞倦致傷。不可為外感有餘議。用　小建中湯

脈濇緩無神。脇痛吐痰腥穢。漸至減食短氣寒熱。肝病入胃顯然。勞傷不復。　當歸建中湯去薑

色奪脈小。形寒久嗽。皆營衛二氣久損。病屬勞傷。內經云。勞者溫之。損者益之。　參芪建中湯去薑

脈大緩而無力。色黄痿瘁。喜暖惡涼。心下痛連及脇肋。此勞倦內傷。久則延為脾厥。脾主營。以辛甘溫養血絡。

當歸　桂圓肉　茯苓　桂枝　遠志肉　炙甘艸

交四之氣。熱勝元虛。乃氣泄之候。營衛本乎脾胃。不耐夜坐。舌心腐碎。吸短氣似不接續。中焦喜按。始得暢達。目胞

此陰虛陽逆也

欲垂難舒。四肢微冷，失和。從前調理，每以温足三陰臟焦。進血氣充形。病減七八。今當長夏，脾胃主氣。氣泄中虛，最防客氣之侵。是補腎宜緩，而養胃生津，寧靜斂液。仍不可少緩。待秋深天氣下降，仍用前法為穩。擬逐日調理法。

人參　淡天門冬　茯神　建蓮肉　酸棗仁

知母　川石斛　甘草　右各末為丸

欬喘頻發，脈細畏寒。乃下不納。

桂苓五味甘草湯中加入　紫殼胡桃肉

勞倦內傷，更為暴冷外襲，營衛不和。欬逆身痛，忌食葷酒助邪。天暖陽和病去。

茯苓桂枝湯

脈沉遲，背寒色奪。久有勞倦，新年暴冷，再擬用

桂枝加白术附子湯

虛損暴寒外襲。小建中湯

鬱門

春交句日。形症小愈。但右脉仍弦。舌白味變酸甜。昔喻嘉言云。當以氣雄剛藥。能變胃不為胃變。

人參　淡附子　吴茱萸　茯苓　熟半夏　生薑汁

三焦鬱勃之熱。因勞心而熾。口臭難飢。便燥。以苦辛暫用。

藿香葉　炒竹茹　黑山梔　白豆蔻　杏仁　廣皮

酒客濕勝熱鬱。脹悶噯氣無寐。得茶愈脹。先與三焦分消。

白蔻仁　杏仁　紫厚朴　茯苓皮　綿茵蔯

金川石斛　半夏

久痛。用辛温两通氣血。不應。病已十年。不明起病之由。今便溏溺赤。水穀酒食不運。必挾濕阻氣化。主以分消。

山茵蔯 猪苓 厚朴 米仁 苓皮 澤瀉 蔻仁

吞酸欲嘔吐。喜静惡動。從鬱怒氣逆。病在肝胃。此一臟一腑病。和陽解鬱。

牡丹皮 黑山梔 鈎藤 鬱金 半夏 茯苓 金石斛 廣皮

掃葉莊一瓢老人醫案卷二

痢疾便血 泄瀉

鼻癢心辣悶爍。即大便下血。形瘦脈小數。已經數年。

枯黄芩 生白芍 清阿膠

痢疾自止。頭痛至腰。二便得通。火安。議通太陽以驅濕鬱。

木防己 生白朮 紫厚朴 桂枝木 苓皮 廣皮

鬱門 痢疾便血 泄瀉

邪陷入裏。瘧變為痢。古稱經臟兩傷。方書都以先解外。後清裏。拙見論病先究體質。今素有血症。且客遊遠歸。從陰虛伏邪。是用藥須避溫燥劫陰矣。鼻煤齦血。舌絳乾涸。陰液有欲盡之勢。奈何邪熱內迫。有油乾熖滅之危。醫見病治病。不審肌如甲錯。脈細尺不附骨。入夜煩躁不寐。議以護陰急清陰中之邪熱。

生雞子黃　黃柏

清阿膠　白頭翁　北秦皮　小川黃連　細生地

產後病起下焦為多。今右偏頭痛。得煖為甚。納食則脘腹加痛。必瀉而後已。夫病隨利減。已見濕鬱氣阻。熱是濕升。恒有是症。從脾胃門調治。

下血後大便燥閉不爽。繼而自利。白滑膠粘。日數行下不禁。年五旬。形衰脈沉。必因久伏水穀之濕。府病宜通。以溫下濇。

生茅朮　製附子　紫厚朴　製軍

濕多成五泄。陽氣日衰。下元不振。向有下焦痿躄。用四觔丸得愈。夏秋當用脾胃藥。

生於潛朮　木防已　川萆薢　白茯苓　川桂木

瀉血原從痢起。食物不忌。垢瀉不清。致延二年不愈。

胃苓湯

濕伏為熱。先瀉濕。止腹痛耳竅膿水。出血微。淡滲以分消。

連翹　茯苓皮　淡枯芩　紫厚朴　滑石　赤芍

澹竹葉　煎送保和丸

脈弱形瘦。食不適。必泄瀉。此陽氣已傷。未寒。下焦先冷。用

城東棄方案

繆仲淳　雙補丸

向有遺精。腎陰不攝。正月間糞溏積下。入秋足脛浮腫。目下漸上。遇冷為甚。　脾腎尤　雙補

久嗽是宿疾。近日腹痛瀉利。是脾胃受暑濕客氣。當先理邪。痛瀉止再議。　炒扁豆　藿香梗　茯苓　炙甘艸

木瓜　廣皮　厚朴

陽微濕聚成利。必溫通其陽。斯濕可走。擬用　冷香飲子

長夏入秋。脾胃主氣。濕鬱阻氣。為痛為瀉。更月不愈。中宮陽氣未醒。仍有膨滿之象。導氣利濕主方。

茯苓皮　艸果　藿香梗　廣皮　厚朴　大腹皮

脈微晨泄。初冬未及藏陽。以脾腎治。最是納穀減少。當以

中焦。兼理其下。 人参 炒乾薑 炙甘草 生於术

淡熟附子 淡吴茱萸

腸紅既止。便溏三年。火升則能食。熱墜必妨食。此皆陰氣走泄。陽不依附。當從陰引陽。 赤石脂 瑣陽 五味子

水煮熟地黄炒砂仁末拌 禹餘糧 遠志 蒸餅為丸

脾腎虚瀉。 苓术 兎絲 砂仁 山藥粉和為丸

幼稚夏季不食。腹痛瀉積。交冬未愈。憶今四五月久雨潮濕之蒸。皆令脾胃受傷。半年来虚中留滯。當疎補兼投食物冷滑肥甘須忌。 人参 麥芽 茯苓 生益智仁

白芍 炒山查 廣皮 焦术 砂仁 神麯漿和丸

大病後。飲食起居皆不如法。以邪陷入裏。舌乾自利。恐其

堪葉藉大案……言

深入陰中。則危矣。　白芍　甘艸　附子　枳實

平素陰虧。熱注入裏為利。蓄結便出痛墜。診脉左堅下垂。

不以脾胃燥藥。　細生地　阿膠　炒查　穭豆皮　生白芍

寒熱脘腹脹。嘔惡舌白利。乃久痢不曾復元。再着風濕之

邪。　藿香　白蔻　茯苓　廣皮　厚朴　澤瀉　保和丸

食物不運。太陰脾陽受傷。濕熱內蘊。氣窒。為腹脹痛下利。

據說脹起上年。痢在今秋。但主理氣溫脾祛濕。用冷香飲

子。　艸果　藿香梗　茯苓皮　木通　厚朴　大腹皮　廣皮

目紅黃。脘脹。下血紫滯。裏急後重。此夏秋濕熱與水穀互

蒸。致氣分窒塞。三焦不清。當薄味蔬食。不致釀痢。

白蔻　銀花　桔梗　厚朴　木通　茵蔯　槐花

廣皮　茯苓皮

本病下損利。再傷陰從肝腎治。勿以瀉痢投燥。燥則劫陰矣。人參　炒黃山藥　炒查肉　熟地黃　廣橘紅　茯神

夏秋痢疾。大氣水土濕熱致病。用藥都主苦寒攻消清火最多。但體質久虛。帶淋經漏。當利起經帶交熾。因時病累及本病。未宜香連檳朴大黃大洩之劑矣。良由下焦不固。利必亡陰。小腸氣鬱時糞垢欲出。痛墜不爽。此宣通垢滯。又必顧護陰氣。凡看病必究體質。勿通套混治。

細生地　炒銀花　炒黑砂糖　炙黑甘草

穭豆皮　炒查肉　炒白芍

久痢久瀉。肛墜頻頻不爽。此乃腎傷。脈來數。小醫作脾胃

痢疾　便血

病治故不效。　熟地黄炭　炒焦歸身　漂淡補骨脂

炒菟絲子　五味子

按案　久痢治法。非通即溫。既曰腎病。則陽宜通。陰宜守矣。

熟地炭　熟附　桂枝木　五味　炒川楝　炒歸身

按藥　案中佐劉利。未得減。下焦常冷過膝。仲景四逆湯

厥陰下利。少腹有形。　五味加茴香楝目

按案　動氣在少腹左右。糞與血或前後。秋利交冬不愈。當

溫其營。　人參　潯桂　炮薑　當歸以小茴香拌炒

茯苓　炙甘草

脈沉遲。下利血水。神呆不欲食。四肢冷。前已完穀。與溫理

其陽。　人參　附子　茯苓　炒黄乾薑　生白芍

長夏痢症。皆因濕熱。繼而先泄氣。後下血。蓋變內風混處腸絡。是爲腸風。血去陰氣日傷。爲眩暈無力。主以甘酸化風。益陰節勞。可以不反。

熟地黄炭　當歸身炭　地榆炭　柿餅炭　槐米炭　炙甘草

下痢腹痛。初因寒濕傷脾。久變濕熱。着於腸胃。痛利不減。腸中硬起不和。不得流通。明甚。當以苦泄小腸。兼分利而治。

川連　查肉　木通　川柏　澤瀉　苦楝皮

清暑和中。痢減痛緩。醫惑于痰嗽多。以清涼。視面無華色。血氣更偏。東垣云。瘧痢都因脾弱。用

戊己湯

上有鼻竅濁涕。紫血下。則遺精便血。但說腎虛。陰不配陽。未必上下皆病。意者本質固虛。水穀之氣聚濕。濕生熱。熱

升熱降。致上下不寧。此酒肉鮮腥須忌。謂助其濕熱也。

生白术　黃連　黃柏　防風根　地榆　槐花

煨葛根　茯苓　水泛為丸

上空下墜。手太陰陽明病。下血久。兼理厥陰。

升麻　槐米　歸身　桔梗　炒芍　炙甘艸

血奔腸紅。都是陰液走泄。陽浮發泄易汗。背寒心熱。臟陰腑陽交損。形體日漸消瘦。皆衰老液枯之象。

鮮生地　阿膠　茯神　火麻仁　柏子仁　天冬

先糞後血為遠血。臨便先痛。恐有濕熱凝阻。分利逐濕主之。

生於术　炒槐花　木瓜　茯苓　地榆　廣皮

脈兩關弦虛。先血後糞。兩月未已。當年原有病根。遇勞而發屬虛。做仲景黃土湯。
黃土湯加炒焦白术四劑後加人參一錢
陰絡傷則血內溢。父藥鮮當。以甘藥投之。
人參 生地黃 升麻 槐米 血餘 龜版
又方人參 桂圓肉 炒白芍 白糯米 赤石脂 炙草炭

泄瀉

酒客便溏腸紅。是內傷之濕。戒飲酒既愈。夏天濕勝氣泄病發。自述食腥油大便即頻。宗損菴劫胃水法。
生白术 熟附子 生白粳米 炮黑薑

汗

脈弦無胃。面青呻吟。汗出目瞑。是為肝陽外泄。宜與腎同

肝陽不藏汗漏

治。熟地　牡蠣　白芍　麥冬　小麥　大棗　炙艸

肝陽外泄爲汗

自汗不止，目閉則冒鬱，背熱如火，心悸動而汗止。此肝苦急之候也，以甘緩之。炙甘艸　淮小麥　茯神　白薇　南棗肉　白龍骨　人參　柏子仁　棗仁

汗出亡陽，神虛畏怯，心悸則汗漏，勉議固陽守陰之藥。

人參　桂枝　龍骨　茯神　炙甘艸　左牡蠣

此四字去一段

心悸驚恐狂癇

心悸痛

暈吐，緩心悸痛。炙甘艸　枸杞子　茯神　生穀芽

人參　當歸身　肉桂　後改養營丸

狂癇

抑鬱頓挫，侘傺無聊，心乃偏倚，十二官皆無主，則陰氣并於陽也。投以重性之劑。

心悸

鐵落　真鬱金　半夏　苦參　塊茯苓　橘紅

讀誦久坐。身似靜。心多動。陽氣皆令上亢。陰氣無能上承。故心悸。惟靜處爲宜。藥不易效也。　補心丹

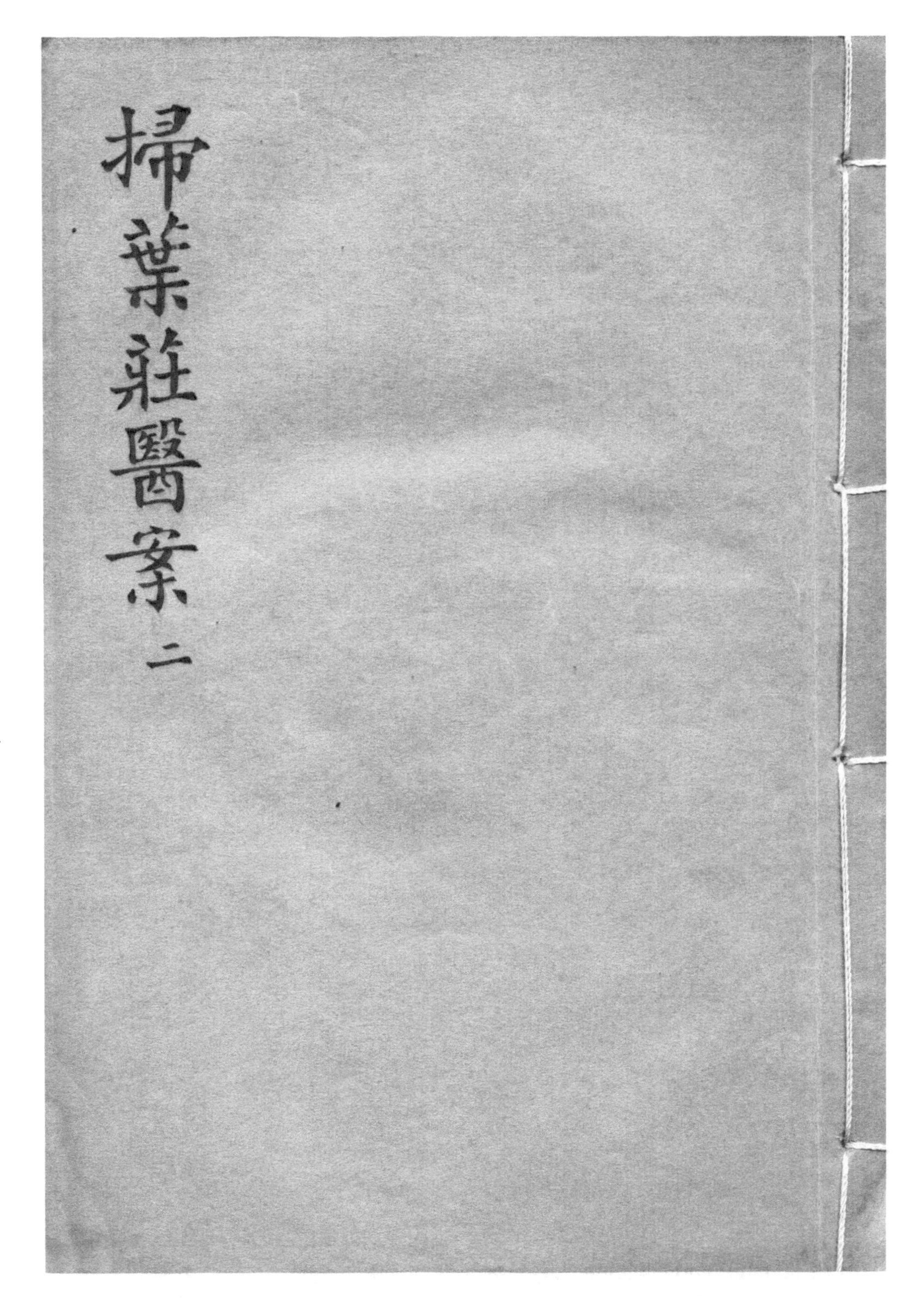
掃葉莊醫案 二

掃葉莊方案

痞脹便秘門

心痛便艱

氣分上熱。吸爍津液。能令便艱。當滋養營液。其心痛必安。

柏仁　茯神　鮮生地　天冬　阿膠　炒蔴仁

小腸結

腸中變化失司。胃氣不得下行。此不饑少食因由也。夫小腸為火府。非苦不通。以六府皆陽。氣窒則變熱矣。用小溫中丸。苦藥已得小效。

蘆薈　砂仁殼　雞肫皮　胡黃連　青皮

脾胃不和。食後不化。晡暮陽不用事。納食痞脹不寐。病起夏秋。必因時令之濕。久延半年未痊。又慮陽微濁凝為脹滿。故厚味須忌。

生於术　煨益智　炒澤瀉　茯苓　煨薑
新會皮

臍左右兩傍按之痛。交子夜漉漉有聲。時或氣脹。此皆腑陽不通。欲結腸痺。非臟病虛寒矣。八味丸（湯）不効。謂此。
小茴香　川楝子　茯苓皮　青皮　猪苓
青木香

腸痺治肺。丹溪方信不謬。但酒客久蘊濕熱。亦有濕結便秘一症。當以辛苦寒專理氣分之滯。
真茅术　製半夏　冬葵子　生石膏　山梔仁
晚蠶沙　臨服磨入大檳榔汁二匙

老年脈沉目黄。不飢不食。腹痛自利。後墜溺澀。此長夏濕邪傷于太陰脾位，陽不運行，濕熱凝注，法當溫脾導濕，佐辛香以宣濁。補中益氣，甘溫升守，壅氣，宜乎䐜脹。議開太陽，溫太陰方。

木防已　川桂枝　大腹皮　生厚朴　艸果仁
新會皮　小茵蔯　茯苓皮

痰滯下泄，痛緩，腹脹喜按，此屬虛痞，爲傷無形之氣。

川桂枝　川黃連　生白朮　厚朴　廣皮

寒煖飢飽失和，日晚腹中䐜脹，脾胃氣鈍，深秋最防瀉利。

藿香　生智仁　厚朴　炒元胡　茯苓皮
陳皮　大腹皮　炒黑查肉　又橘朮丸

脈沉遲，食入腹脹，便溏，平昔飲酒中傷，留濕阻氣，小便不

堤藥雜方學

爽。用香砂平胃散。

香附　砂仁　製茅术　厚朴　廣皮　炙艸　水泛丸

血結為癥。氣聚為瘕。病在絡為脹。形寒鼓慄。已是陽微。夏季腹膨溺少。議煖水藏。大鍼砂丸滚水送下

少腹宿瘕。悲哀痼厥。繼而腹脹大滿。直至心下。經來淋漓。過月乃止。其脹不減。便溏溺少。肢冷內熱。是氣血皆病。議温水臟法。大鍼砂丸

不飢少寐。二便不爽。經脈中牽掣。此非風寒從表。乃長夏水土之濕。與水穀之濕。互蒸氣阻。三焦不通。中年兩月不愈。恐延格脹之累。

白蔻仁　杏仁　厚朴　廣皮　苓皮　茵蔯　防己

客遊勞頓。陽氣先傷。夏季濕邪。是陰鬱遏身中之氣。經旨謂陽邪外寒。胸中清陽不旋。不飢痞悶。先治其痞。倣仲景薤白湯。

桂枝　薤白　生薑　茯苓　半夏

自云䐜脹。左脇痛勢休息。大便日下粘濁。臨便自覺冷痛。凡五臟錮結為脹。六腑濁痺為聚。數年久病。難以廓清。議溫下法。

大黃　草果　青皮　附子　厚朴　陳皮

經水不來。腹大足冷浮腫。此乃血分鼓脹。四大症候。何得渺視。

禹餘糧丸　接服人參　澤瀉　淡乾薑　茯苓　淡附子　又禹餘糧丸

夏秋內伏暑濕。皆是陰邪。久瘧漸致食入痞滿。形寒脈小。當溫中醒陽。莫以清涼治瘧。

三

薏苡仁　茯苓　肉桂　生白朮　猪苓　五加皮

陽微氣不流暢，脘中痞滿噯氣。

人參　半夏　白旋覆花　煨薑　丁代赭　茯苓

廣皮　南棗肉

陽氣不旋，不飢強食。　薤白　茯苓　橘紅皮　半夏　白酒

述小腹之右，入暮有形如梗，按之而痛。此為疝瘕肝病，乃濁陰凝聚，必犯胃氣。大半夏湯有去痰扶胃之功，必加泄濁和肝，勿令致脹滿。

人參　茯苓　炒小茴香　青木香　半夏　炒橘核　川楝子

脈沉。湯飲食物，嘔吐吞酸，胸高腹脹，二便不爽。濁氣上阻，柔溫宣通。

熟半夏　白蔻仁　新會皮　藿梗　生薑汁

大杏仁　紫厚朴　茯苓皮

脈微小而遲。久食物不進。形色枯悴畏寒。此爲無陽。延久成脹。　人參　熟附子　生益智仁　茯苓　炒乾薑

左脈獨弦。臍突筋青。肝脹顯然。脾愈虛。肝愈寔。又不合實脾治肝之法。先泄肝。　郁李仁　柏子仁　茯苓皮

炒烏梅　炒桃仁　赤芍藥　薏苡仁

由食冷脘脹溏泄。漸漸目眩神疲。筋縱脚弱。陰陽日衰。前進薛氏腎氣丸相投。今夏月土衰木侮。必兼理陽宣通。不致濁陰結聚脹滿矣。　人參　乾薑　茯苓　椒目

淡附子　水泛丸晚服。　早上仍用薛氏腎氣丸。

痞脹便秘　四

[illegible]

腹右有形為聚。脈大。食入即脹。治在六腑。 香附 生磨汁

草果 白朮 茯苓 三稜 厚朴 南查肉 廣皮

脈微遲。左脇宿痞。漸腹脹便溺少。明係濁陰上攻。當與通陽。

製附子 炒茴香 茯苓 椒目 澤瀉 遠志

時病食復。至今不知饑飽。大便不爽。右脇之傍。虛里天樞。隱隱有形。此陽胃絡經行之所。多噯氣。食不化。並不煩渴。已非攻下急驟實熱之症。先用 丹溪小溫中丸

據述上年秋痢。劉峻攻逐病愈。不能復元。自小腹䐜脹漸延中部。按之仍軟。此真氣不收。法當溫養奇經。使元海壯而病卻。

鹿茸 斑龍丸法 加茴香 夜服資生丸 去連

夏秋痢疾。是時令溫熱。邪未清爽。即食腥味。致脾胃受傷。

舌膩白胎。食減無味。氣墜足腫久。久延成中滿也。但數月久病。旦晚未能奏功。

生於术　廣皮　生益智仁　茯苓　厚朴　生砂仁

便秘

三陽結乃成膈。先用更衣丸三錢。破小腸之結。後服煎方。

枇杷葉　桃仁　製半夏　柏子仁　蔞仁　杏仁

鬱金　桔梗

高年陰結。　半硫丸三錢。分兩次。　人參一錢。煎湯送下。

食入不化。腹脹便瀉不爽。長夏濕着脾胃。葷酒不忌。氣分鬱滯。據述嗔怒致此。未必皆然。

茵蔯　艸菓　木通

腹皮　飛滑石　厚朴　茯苓皮　廣皮

瘡愈食腥太早。脾陽不司健氣。氣鬱不行。為腫為脹。宜忌食

腫脹便秘

[illegible]葷雜方等

物中之粘膩者味者。

小温中丸三錢　十服

此七字是古

十甗方案

痰飲喘咳水氣腫脹門

昔肥今瘦。為痰病傷中正氣不復。下焦無力。議治脾腎。

補骨脂　茯苓　廣皮　生智仁　生白术　川椒

蒸餅為丸

少陰氣逆。議通太陽。

川桂枝　五味　白芍　茯苓　炙草　淡乾薑

少年背冷夜喘。此為伏飲成哮。痰飲屬陰邪。乘夜陽不用事。竊發。以辛甘淡微通其陽。

桂枝　炙艸　米仁　茯苓　薑皮

飲酒便滑。胃中氣逆。陽不運行。痰聚。當以溫通其陽。

[illegible]新方[illegible]

生智仁　半夏　乾薑　茯苓　廣皮　薑汁

飲酒聚濕。濕生痰生熱。維脈為濕熱所阻。遂為痺痛。猶是淺近之恙。其在裏久釀痰飲。深處絡中。二年以来陽氣日衰。痰濕皆屬隂濁。乘夜衝舉。有妨卧寢。仲景論飲非一。總以外飲治脾。内飲治腎。為要法。總之脾陽鼓運水穀之氣。何以化濕變痰。腎陽潛藏。斯水液無從上泛而為痰喘。試以過飲必瀉。甚酒肉當禁忌矣。先議越脾法。宣上鬱熱。以通痰飲。

桂枝木　木防已　茯苓　淡乾薑　石膏　白芍　北五味

脈沉背寒。咳嗽吐稀涎。夜不得卧。此為伏飲。遇冷即發。

小青龍湯去麻辛

六旬又五從未生育先天坎陽未旺所賴後天水穀精華藉以形充氣沛男年八八天癸向衰形體似壯其氣已弱向來味厚溫補與體質相宜近因痰多火動藥力未能收納及下反為助痰妨胃之累虛風暗旋原非客感冬藏未富春木蠢動風來肝腎陰陽不交使然木必凌土而納食不化陡然便溏矣毋論痰飲莫詳仲景由水液上泛者治腎食減不運者治脾令肝木生風致麻痺漸來亦當培土制木

早服四斤丸　夜服茯苓飲

痰飲一症頭緒甚多以陽氣不足之體當此天暖發泄反誤服苦辛泄氣之藥傷及胃口此背冷不能納食是其明徵

茯苓　桂枝　甘草　生薑　南棗

堤葉飛方案

痰飲皆陰濁凝〔來〕陽微。濁攻為嘔吐。胃氣傷。不主納食。用真武湯驅濁飲醒陽。 真武湯

脈濡。中宮陽不主運。濕濁聚痰。不饑不渴不食。

桂枝木 草果 廣皮 茯苓 厚朴 炒穀芽

高年久不更衣。痰氣上窒。 滚痰丸

涎飲激射。 塊苓 薤子 陳皮 鬱金 半夏 芥子 薑汁

聚飲膈上。辛開淡降而已。 塊苓 桂枝 炒熟半夏

薑汁 炒橘紅 澤瀉 蘇子

冷哮氣喘急數年。根深沉痼。發時以開太陽逐飲。平昔用腎氣丸加沉香。

幼年哮喘。是寒暄失時。食味不調。致飲邪聚絡。凡有內外

感觸必喘逆氣塡胷臆，夜坐不得卧息，晝日稍可展舒，濁沫稀涎，必變濃痰，斯病勢自緩。發于秋深冬月，盖飲為陰邪，乘天氣下降，地中之陽未生，人身藏陽未旺，所伏飲邪與外凉相召而竊發矣。然伏于絡脉之中，任行發散攻表，滌痰逐裡，温補與邪無干，久藥不效。謂此治法，宜夏月陰氣在内時候，艾灸肺俞等穴，更安静護養百日。一交秋分，煖護背部，勿得懈弛。病發之時，暫用湯藥三四日卽止。平昔食物尤宜謹慎，毋經寒暑陶溶，可冀宿患之安。發時背冷氣寒，宜用開太陽逐飲。　青龍法

寒天痰嗽，乃陽氣微弱，不能護衛，風冷來侵而起，久則飲泛上逆，入暮為劇。飲屬陰濁耳，仍發散清肺，倣仲景飲門

[illegible]青龍方等

議治。　桂枝　五味　杏仁　茯苓　炙艸　乾薑

附方　橘半枳朮用竹瀝薑汁泛丸。

脈弦脊骨中冷。深夜痰升欲坐。少陰寒飲上泛。議通太陽。

桂苓五味甘草湯。加淡乾薑北細辛。

痰飲入夜上泛。喘咳不得卧息。當治飲不當治欬。

桂苓五味甘草湯。加淡乾薑白芍。

寒熱客邪。已過營衛。變為痰飲。遇冷遇暖。或加勞悴。飲泛阻塞升降。喘不得着枕。飲去便安。逐飲非一。寂難除根。

小青龍去麻辛

久遺下虛。秌冬欬甚。氣衝。入夜上逆。欲坐。不安。能枕。形寒足冷。顯然水泛為痰。沫當從內飲門治。醫用肺藥。則謬矣。

桂苓五味甘艸湯加白芍乾薑。

壯年久寓閩越粵南方陽氣偏洩。中年以來內聚痰飲。交冬背冷喘嗽。必吐痰。胃脘始爽。今六十四歲。已屬向衰。喜暖怕寒。陽虛已露。不宜攫逐攻劫。當養少陰腎藏。仿前輩水泛之化痰阻氣以致喘嗽之例。

腎氣去牛膝肉桂加沉香五味子。

年老水入湧出。陽微伏飲。　大半夏湯加薑汁

溫邪挾飲上逆。肺胃不主宣降。欬逆身熱。胠脅痺而不舒。

素有肝邪。升多降少。以理氣泄飲為治。

旋覆花　薑仁霜　橘紅　杏仁　冬瓜皮　蘇子

左癱經年。形體已少。矯捷運動。長夏氣交之濕。與水穀不

[illegible]

運之濕。皆令阻遏脾胃流暢之氣。食減不化。大便不爽。漸漸喘急。四末肌理。有中滿之累。

杏仁 腹皮 厚朴 米仁 茯苓皮 桔梗 蔻仁 廣皮 煎藥送保和丸

通泄肺氣。喘緩腫減。偏右則知内因水穀之濕。全在氣分流通而解。凡腥濁厚味皆滯氣留着。與此病未合。

木防已 苓皮 萆薢 桂枝 米仁 厚朴

老年陽微。氣窒浮腫。當通腑陽。勿進破氣。

生於朮 淡附子 川桂枝 厚朴 白茯苓

長夏濕邪。傷太陰脾陽。發瘡不盡。其氣浮腫腹脹。議宣通腑氣。

生白朮 大腹皮 厚朴 生牡蠣 茯苓皮 澤瀉 廣皮 木防已

診脈左沉右弦虛。過勞陽傷。清氣不主流行。溫中丸不應。

非有形之滯以辛溫微通其陽。桂枝韭白湯

又案 形盛氣衰是陽虛。平素多飲酒。有濕有痰。其筋骨

中漸漸畏寒刺痛。却主陽氣不流行矣。同前方

接下排不空

痰飲喘嗽水氣腫脹 十

壞槊邪方案

此二字略大

十一瓢老人方案

○脾胃門

長齋數年。脾胃日弱。食進脘中少運。小溲入暮漸多。色萎黃。脈弦虛。皆中氣不足。

香砂異功散。水泛為丸。

嘔瀉都令胃氣受傷。凡不適意食物。更能妨胃。藥用和中。謹慎口腹。使脾胃氣壯。不致反覆。

茯苓飲去元參。 金石斛湯泛丸。

形勞嗜飲。中氣受傷。涼藥治肺清痰降火。不過見病治病。急急理胃土以生金。

米仁 白芨 黃芪 桔梗 茯苓

素嗜酸者。中氣不利。治以此法。

粗桂木 炒陳皮 焦白朮 白豆蔻 炙黑甘草

舌白滑。微嘔自利。陽微虛餒。急當溫裏。 人參 生於术
炮薑 炙草 淡附子 生益智 椄服 生白术
人參 茯苓 生益智 淡附子 炒芍 炮薑
又服六君子湯 丸方 生於术 人參 木瓜
茯苓 生益智 炮薑 陳皮 用煨薑南棗肉。煎湯泛丸
饑飽失節。為內傷。山嵐瘴癘。是外因。六腑陽氣不通。滯濁
蘊蓄不清。經年不愈。非湯藥所宜。 生茅术 草果仁
厚朴 製軍 廣皮 薄桂心 水泛為丸
脉左小濇右弦。六旬有六。陽微。肢冷。脘痞不易運化。大便
三四日一更衣。初結後溏。此太陰脾陽受困。當用溫中醒
陽。 理中加桂湯

温伏皆令脾胃受傷。寒熱。隨利黄水。小便短赤熱。自濕中而出。痛擾虛里右脇。食入不運。仍是脾胃不和。升降失司。以温胃宣通治。　生於术　生智仁　新會皮　茯苓　紫厚朴　生薑渣

平昔飲酒脾陽受傷聚濕。食少不化。大便久溏。晡食不安。飲水多。溲溺愈少。宜温中佐運。厚味酒醴須忌。

生於术　牡蠣　附子　澤瀉

饑飽寒熱用力。都傷營衛。內應脾胃。故痿黄無力。食入䐜脹溏泄。　平胃加炒黑川楝艸果

茹素多年。中焦陽氣易虧。納食必胸脘痛及兩脇。由乎脾臟陽弱。不主運行矣。治以辛香温煖健脾佐運。

[illegible]新方[illegible]

扵朮　萆薢　淡乾薑　新會皮　益智仁　淡吳萸

夏秋濕勝滯脾。食物不為運化。陽不流行。濕滯久而蘊熱。此中氣更困。以和胃健脾。分利水道逐濕。

生白朮　草果仁　木通　茵陳　澤瀉　厚朴　茯苓皮　新會皮

酒勝于穀。致形畏寒。嗽不止。咳甚嘔吐。乃胃陽受傷。此治嗽清寒難用。

茯苓　半麯　煨薑　米仁　新會皮　南棗

胃陽不旺。晚暮腹鳴痞脹。晨起瘕泄。兩方用胃苓治中相安。今吐沫上湧。仍屬胃病。

人參　生扵朮　茯苓　益智　附子　乾薑　各為末。水泛丸。

凡滋味食下不安。噯出臭濁不變。蓋在地之物。假粱肉成形者。皆陰類也。宜食飛翔之鳥。以無油膘滯膩。藥用妙香散。芳香醒脾。不致燥烈傷騎。

人參　茯苓　石菖蒲　益智　茯神　炙甘艸　檀香　或用木香　新會皮

奔馳勞動搖精。精腐溺濁。繼出血筋。真陰大泄于下。胸膈痞悶。不饑不食。腹內响動。攻觸。清陽結閉于上。由醫者不察陰陽虛實。反以清降滋陰。傷及胃中之陽。

人參　穀芽　生益智　石菖蒲　茯苓　廣木香　茯神　石斛　檀香末　廣皮　服十劑後。轉斑龍丸。

食入脘脹且痛。是胃陽受傷。凡冷濁肥膩須戒。

藿香　艸果　茵陳　廣皮　厚朴　茯苓皮

[illegible]葉雜方案

向係積勞傷陽。肝風內動。症如類中。耑以溫腎補脾。運痰熄風得効。丁巳春深。診脈不附骨而洞泄。迄今形瘦未復。頻年久瀉。法宗瀉久傷腎。以固攝下焦。定議六君子湯。仍宜暮服勿間。以胃氣弱。陽微嘔酸。

吳萸　乾薑　葫蘆芭　茯苓　蓽撥　南棗

食入惡心痞脹。先曾腹痛瀉下。外因口鼻受邪。宜正氣平胃辛香。久則脾胃陽傷。溫中宜佐宣通。可使病愈。

附子　廣皮　茯苓　草果　厚朴　煨木香

胃口弱極。肛墜如欲頻便。夫腎為胃關。皆腎虛不司收納。元海氣逆。水化痰飲矣。早上用八味丸減桂加五味以收腎氣散越。午後服異功散。建中安胃。都氣丸四服。

十脉方案

胃脘脅腹中諸痛門

心胃痛痺

饑飽悲哀內傷情志痛無定所忽閉忽開主乎營衛流行失緒。凡心主營肺主衛當開爽怡悅氣血不致結痺不必偏於寒熱補瀉也。

炙甘草　茯神　桂枝　石菖蒲　遠志肉　茯苓

厥陰消渴心疼

消渴心嘈心下痛氣塞自下而上咽中堵塞此厥陰肝陽升舉勞怒動陽必發。久則反胃欲厥。

阿膠　柏仁　天冬　小生地　女貞子　茯神

肝厥心痛脘痛嘔吐

脉左濇伏右弦嘔吐脘痛引及脅肘痛甚則四肢冷麻是肝厥心痛驚起怫鬱致痛。

高良薑　沙延胡　吴萸

肝厥犯胃

青皮子　生香附　川楝子　茯苓　接服蘇合香丸。

真川椒　烏梅肉　泡湯化服。

接葉脈伏者起。似宜病減。而痛脹脘痞。口湧涎沫。舌仍白。臭竅煤。面欲赤。頭汗顯然。肝厥犯胃。左升之氣逆亂攻絡。脇肋乳穴皆脹。辛香開氣不應。便秘溺少。用河間金鈴子散。佐以潤液。兩通氣血。

延胡索　炒桃仁　漏蘆　川楝子　青橘葉　左牡蠣

病久緒繁。終不離乎厥陰一藏。今商佐金氣以暗制之。滋營氣以撫綏之。寓太陰以漸禦之。亦子貢存魯霸越滅吳之意。

人參　製首烏　茯神　羚羊角　阿膠　麥冬

補肝法。

人參　茯神　歸身　炒白芍　柏仁　炙草

又方。人参　茯神　廣皮　天麻　蒸於术　炙艸

鈎藤　附方　戊巳湯　砂仁湯法丸

丸方　盐水炒川連　炒黑川楝　生白术　青皮

川楝子肉　淡乾薑　當歸身　細辛

厥陰衝逆

脈沉小左弦。衝氣至咽欲厥下墜入前陰溲溺不能自利。

此厥陰衝脈之病。當以穢藥驅濁。

桂枝　韭白　茴香　川楝　茯苓皮　青木香

肝厥胃脘當心而痛

素有肝厥痛。氣從脇腹厥逆至咽。胸痛徹背。且多痰飲。舌

苔常垢白。病發不饑不食。嘔酸症已數年。痼疾難効。

人参　炒焦白术　茯苓　製半夏　炙甘草

陳皮　炒焦當歸　烏梅　肉桂心　炒川楝

埭葉薪方案

肝陽犯胃

病從少腹右痛，寒熱嘔吐，是肝病傳胃，病去不復，寢食未如昔。二氣不復，總屬虛象，議治厥陰陽明，和陽益陰法。

小麥　石决明　阿膠　南棗　生地　炙甘艸

肝胃痛

連朝陰晦，陽氣欝勃，食入運化失司，氣滯為痛，性更躁動。木來乘土，况有血症，辛燥動絡非宜，主兩和肝胃。

生白芍　延胡索　神麯　炒枳實　廣皮　炒山查

用甘藥嘔緩，都因治嗽苦辛寒傷胃，衝脈亦陽明胃經管轄，此補胃以寧衝，陽實具至理。

川桂枝　炙甘草　生黄芪　生白芍　南棗肉　生牡蠣

嘔吐苦水，必在早晨，蓋竟夜未進食物，胃空則陽中濁壅攻胃，胃底之水上溢，此病已八年，是食不謹慎，胃陽受傷

矣。淡吳萸　熟附子　塊茯苓　生白芍

老人胃弱。多食甜物緩中。况入暴冷。亦走胃之募原。湯水盡嘔。胃脘痛氣逆格拒。以辛香開之。吳萸　高良薑　紅豆蔻　塊茯苓　熟半夏　研入藕合丸

寒自口鼻中入內。發散疏表非法。便燥不爽。腑氣不和。當先治痛理氣。生香附汁　草果仁　杏仁　高良薑　廣皮　厚朴

丁巳風木。不及春半。陽未生旺。議養陽方法。

人參　熟於术　生智仁　茯苓　廣皮　乾薑

食入涎湧。脘脇痛脹在右邊。近日天冷更加。前議胃陽已傷。濁沫凝涎壅於胃脘。致濁氣不降。腸中為痺。古稱九竅

不和。顯然腑病。想暴寒口鼻吸入。近日反痛。為新寒凝冱之象。

蘇合香丸

辛香頗通。知通日吸受寒威與久蓄凝涎互結。以六日始更衣。論無形與有形交混。不獨輕劑理陽矣。

蓽撥 半夏 廣皮白 良薑 茯苓 妙香丸

五年來饑飽失和。臍中胃脘啾唧痛。痛甚嘔吐清水。顯然中焦陽傷。但久痛不已。必致凝瘀。沉錮自述泄氣則緩。病痛之根。在乎腑絡。

半夏 厚朴 草果 薑汁 廣皮 葫蘆芭

勞怒脘痛。是肝木乘土。屢經發作。脘聚瘀痰。上湧下泄。瘀去始緩。但痛發徒補則壅。議冬月用通補方。胃屬腑。腑通

為補。製半夏 廣皮 桂木 茯苓 生於术
石菖蒲 牛肉膠為丸
心下高脹至少腹。其形横梗。大便不爽。咽中痰阻。從九竅
不和。屬胃虚。小溫中丸十服
食不得化。是無陽也。蓋胃陽受傷。陰濁上僭。為脹為嘔。而
酸水痰涎。都因陰濁。通陽為正治法。
人參 半夏 附子 茯苓 乾薑
胃氣痛發。五靈脂 川楝子 桂木、生蒲黄
元胡索 生香附 痛緩用後方。炒桃仁 茯神
炒杞子 柏子仁 桂圓肉 新絳
丁巳風木司天。春木氣震。胃土受侮。噯氣嘔食。上年多以

[illegible]藥雜方案

辛通得効。陽氣因病致傷。姑以小半夏湯和胃。佐吳茱萸驅濁。

半夏　茯苓　乾薑　吳茱萸

四年臍左有形閃動。發必堅大。腰要欲束縛。不飢不欲食。仿金匱桂薑苓术湯。轉旋下焦之陽。

始而嘈雜。食進不化。數年前脘中漸痛微嘔。此乃積勞傷及營絡。絡虛為痛。安閑怡悅。可以少發。藥餌攻病。未必去根。

炒桃仁　桂枝木　桂圓肉　歸鬚　炒延胡　茯神

病着右腹。甚至針刺刀割。牽引入于腰背。必泄濁氣。病緩。自述服蚌灰小效。復發。夫蚌係介屬。味鹹堅。攻直入至陰之界。是病已在陰絡。錮結瘀滞。蚌但鹹寒。不能宣逐瘀腐。

絡病在下屬血。緩攻為是。

䗪虫　炒桃仁　酒大黄　熬膏為丸　麝香

陰中之陽失護。痛由前至肋引經。必用厥陰陽明。是謂知醫。

淡蓯蓉　枸杞子　茯苓　沙苑蒺藜　當歸　生精羊肉

陰氣混陽。厥陰病難治。

吴茱萸　川椒　川楝子　乾薑　烏梅　元胡

背脊痛不耐坐。左脇板實。吸氣嗆痛。左手冰冷。食入不化。常有遺精久病。三年在絡。議甘溫氣劑。

川桂枝木　肉桂　當歸　茯苓　左牡蠣　炙甘草

虚里穴為陽明胃。陽明氣血皆多。絡脈窒塞為痛。映及背

部。脈絡不和。必宣通。望其痛息。彼萸地之凝。茋朮之守。皆非絡葯。 桃仁 穿山甲 阿魏 歸鬚 韭白根 麝香

先有血淋。淋止脇痛。脈来左部堅搏。是少陽鬱熱稟（乘）絡所致。忌食酒肉厚味。 炒熟桃仁 茺蔚子 牡丹皮 當歸鬚 山梔 澤蘭

脈沉小。痛起胃脘。串及腰背。五年宿恙。寢食不改。此病在脈膝之間。痺阻不傷藏腑。議以流通周行氣血。勿得峻劑。

川桂枝 撫芎 乳香 薑黄 香附 茯苓 酒水各半泛丸

絡氣不通。 嫩蘇梗 黄麻骨 塊茯苓 煨葛根

左脇下硬。忽忽喜忘。是為蓄血之象。 桃仁 牡丹皮 鬱金 鈎藤 降香汁 赤芍藥 橘紅

十瓢方案

氣痺噎膈關格呃逆門

中年以後陽氣已微。午時噯氣。食納上泛。皆胃弱氣逆。視面明脈弦。必伏痰飲。仲景胃虛客氣上逆例。

旋覆代赭湯

氣鬱四年脘結自能排遣其結聚已散。近日喉間吐咯不清。食味甘必滯膩。是肺胃不降。以微辛微苦之屬。久恙勿投峻劑。

枇杷葉 米仁 茯苓 川貝母 金石斛

橘紅 白蔻仁 桔梗 蜜丸

喉旁左右有形。嗌物不礙。但晨起未食其形爲虐。思未食時胃中陽皆上蒸。犯肺矣。從前致病。以火酒大辛熱結氣

氣痺噎膈關格呃逆 十九

埭葉氏方案

癰五年。已為痼疾矣。甜北沙參 生黃芪 麦冬

甜炑梨 金銀花 熬膏服

清肺胃化生津液。玉女煎 附方葦莖合葶藶大棗湯

附方 蘆根 滑石 浙苓 生米仁 川貝 桑葉

附方 黃芪 白芨 桔梗 黃精 米仁 百合

聲嘶喉噎。食不適即嘔逆嗆逆。自述飲酒致傷。首先犯肺。

開氣理逆。清肅上焦。鮮枇杷葉 薏米仁 射干

活水蘆根 浙苓 降香汁

脈症乃氣結在上。津不運行。蒸變濁痰。由無形漸變有形。

徐之才謂輕可去實。非膠固陰藥所宜。鮮枇杷葉汁

杏仁 紫厚朴 白蔻仁 薏米仁 降香汁

收

脈小濇，面赤目黄，喉痛，咽物不礙，溺後淋濁。此水穀之氣凝聚成濕，鬱氣不升降，三焦不利，當以清肅上焦主治。

蘆根　射干　米仁　白蔻　浙苓　通艸

昔年强壯，夏龝熱病，頓減精采，不復鼻竅不通，左脇有聲，攻觸痛嘔，遇勞即發，必脈絡中瘀留凝聚，頓然食減少飢。大絡必聚血，病中衄血，已見一斑矣。

生蒲黄　桃仁　歸鬚　五靈脂　穿山甲　桂枝木　韭白汁泛為丸

此跌撲致經脈氣血壅痺，脇背高凸，非湯藥可效。

黎洞丸每日服一丸

脈虛浮，沉取直上下行，胃納素減，病發從背徹心，先脹悶幾日，氣遂從下焦直衝至咽，手足厥逆，發呃，細測病源屬

氣痺噎膈關格呃逆

埽葉莊方案

胃虛。相火直衝清道而上也。夫衝脈並少陰之經。行乎幽門通谷。夾巨闕而上。故丹溪謂呃逆屬于肝腎之虛者。其氣必從臍下直衝。上出于口。斷續作聲。右腎為相火所寓。相火炎上。挾其衝氣。乃能逆上為呃。主以大補陰丸。折火滋水。伏藏衝任。治虛呃用參术湯。下崇土以制龍雷之火也。至東垣之論。又云胃為衝脈所逆。而反上行。其症氣上衝咽不得息。名曰厥逆。宜調中益氣湯加吳萸。觀厥氣多少而用之。且隨四時寒熱溫凉而治。若夏月有此症為大熱。宜加連蘖知母。直至下元。以瀉衝脈之邪也。兩條治法井井。高出千古。今擬大補陰丸早服。調中益氣午服。恪守勿懈。自可除根。遠勝後人龐雜之方矣。

大補陰丸　調中益氣湯秋冬去連蘗知母

黃蘗　熟地　人參　柴胡　木香　吳茱萸

黃柏　知母　元武　白朮　炙艸　陳皮　黃連

右少腹中衝氣上至胃口，痛而嘔，欲呃，此陽微陰濁上踞。

老人有關格之累。

炮黑附子　淡吳茱萸　生淡乾薑　雄猪膽汁　接後藥案

陰濁得辛熱，反佐苦寒而降，陽明之陽必傷，然胕藥以通

為補，須忌食物厚味。　人參　製附子　茯苓　淡乾薑

形寒，嘔逆，瘕痛上衝，噯食稍減。

人參　半夏　吳茱萸　茯苓　高良薑

右脈如控弦，北蘇子　半夏　代赭　生枳實　淡薑

氣痹噎膈關格呃逆　廿一

[illegible]葉案方案

茯苓 新會皮 欝金

惡心飢不能食。旋覆花 人參 雲苓 金石斛

代赭石 半夏 廣皮 薑汁 接服六君子。去甘草。加生薑煨益智仁。

附方 枇杷葉 金石斛 竹瀝 橘紅 鮮蘆根

薑汁 後去竹瀝薑汁。加杏仁紫菀。

老人脈右弦左濇。因嗔怒致嘔吐䐜脹不納物。此肝木犯

胃濁逆不已。必致濁阻上下不通。老年復慮關格。

開口吳茱萸。薑汁熬南棗肉。搗丸服。六七分。日三服。

血枯腸

平昔嗜酒。肺胃積熱。陰液下枯。陽津變痰。鼻塞多嗆減食

無味。旬日更衣。糞如羊屎。老人關格。治之極難。況酒客不

喜粘膩。甘柔。形脈症象。不受溫熱。議以鐵甕申先生瓊玉

陽結膈

減蜜方法。 鮮生地 人參 水一盞 煎至四分。臨服加入沉香末 琥珀末。

清陽不主轉旋。納不運吐出。是不化之形。腸汁乾涸。腑陽不得傳導。便難艱澁。古稱關格。為陰枯陽結。藥難奏效。或以半硫丸宣濁通腑。仿戴元禮諸熱藥皆固秘。惟硫黃滑而不秘。

半硫丸

氣膈

六旬外陽氣不旋。反閉。上不納食。下不更衣。此為關格脈小結濇傷于無形。最為難治。

妙香丸 每日三粒 十服 接後藥案

大凡噎格反胃。老年閉于胃脘之上。是清陽不主轉旋。乃無形之結。辛香通關。反覺熱悶上升。虛症無疑。以大半夏湯合加黃連合瀉心法。

氣痺噎膈關格呃逆

廿二

塲葉案方案

人参　半夏　茯苓　川連　竹瀝　薑汁

上膈

膻中為宗氣之海。氣無冲和之力。為噎為格。皆能致之。竟擬漸磨運蕩之法。庶幾得之。　鬱金汁　檀香汁　川貝

瓜蔞皮　製半夏　沉香汁　枳寔汁　塊茯苓

血膈

先吐污濁。繼而氣逆吐食。平日腹痛。今已。便難。瘀留在絡。氣亂道路不通。有形阻及無形。議攻其瘀。

桃仁　製軍　去皮桂枝　延胡　生蒲黃

炒焗盡五靈脂　韭白汁　臨服冲入三十匙

凝瘀既久。三焦道路為壅。延成反胃噎膈。議緩逐一法。

人参研　桃仁去皮尖烘脆　麝香研　大黃　䗪虫酒浸新瓦上烘焙脆

當歸稍烘　煉蜜為丸

中焦痰膈

經云，食下不化，是無陽也。今早納晚吐，仍然完穀，胃陽衰憊，困窮反胃湧吐，陽氣結痺，濁陰壅遏。況少壯至中年，操持縈思，喜飲少穀，陽氣積傷。虞花[天民]有云，格拒反胃，必陰枯陽結。視面赤，屬飲，脈弦為痰飲，留氣凝焉，得不痛，緩痛宜通。然非攻下蕩滌之比，當從通陽鎮逆為法。真寒辛酸破泄，真氣大傷，胃陽不可再服，倣仲景胃虛客氣上逆例。

人參　淡附子　淡乾薑　代赭　塊苓　白旋覆花

酒膈

酒熱傷胃，穀食入脘即噎，湧出涎沫，陽明脈不用事，筋脈牽絆，與半夏瀉心湯。

半夏　茯苓　金石斛　竹瀝　薑汁

接服　杏仁　鮮枇杷葉　厚朴　茯苓　半夏

掃葉莊[illegible]　氣痺噎膈關格呃逆　廿三

增藥[illegible]方案

上膈　右脈弦長而數。左脈帶濇。阻在胃之上脘。起自恚怒。不獨傷肝。肺亦有之。何也。以其循胃上膈。是肺之所屬。金不及木。得反侮之。聚則氣凝痰阻。眼胞足以證之。擬泄金平木何如。

薑製枇杷葉　蘇子　水梨汁　醋製代赭石

瓜仁　茯苓　薑汁　欝金　滑石　絳絹（三四寸）煎湯代水

中脘膈　半硫通下頗效。妙香開上反吐。此中焦胃陽已虛也。用

大半夏湯。

中脘膈　食不得化。是無陽也。脈絡映痛。辛香芳温可效。當用

蘇合香丸

上膈　昔年嗜飲。濕聚痰壅。致清升濁降。痺阻食脘。窄隘。嘸竅不納。飲留氣凝。治在上焦。以飲有質。氣無形也。　生滑石

紫厚朴　竹瀝冲　蘆根　瓜蔞皮　薑汁冲

老人噎膈。不能納穀。脘中窄隘。是氣不通。非有餘之比。

枇杷葉　米仁　橘紅　蘆根　茯苓　薑汁

途次吸入寒氣。傷及絡脈。每胸痛飲熱酒。宣通小愈。中年屢發。陽氣受傷。必有瘀聚。漫延反胃噎膈。宜薄味節勞。

薑汁　茯苓　炒桃仁　桂枝木　半夏　胡索

附方　早服淡豆腐漿　晚服枇杷葉膏

噎膈為患。脈微而遲。乃胃之冲和之氣。曲運神機所致也。今已顆粒不食。呃逆不止。倉廩頓憊之象。

人參　茯苓　陳皮　枳實　生术　炙甘草　半夏

磨冲。紋銀汁和入服。

[illegible]藥方案

内經無火無水之論原非泛指張子和亦云湯中煮桂火
裡燒薑豈不讀耶　蘆根　生地　塊苓　米仁　生朮
枇杷葉　竹茹　鬱金　代赭石
又接服　六君子去甘艸加　枳實　代赭　黄米 薑棗
脈右弦面色赤亮納穀咽乾脘阻礙不下五十四歲清陽
日薄致轉旋日鈍痰必阻氣結則脘窄不能宣通耳大便
仍利但治脘膈之上
白蔻仁　杏仁　厚朴　桔梗　枳實　半夏
半年脘悶多噯欬嗽此氣鬱不解納穀已減破洩耗氣非
宜從胃瘖治　薤白湯

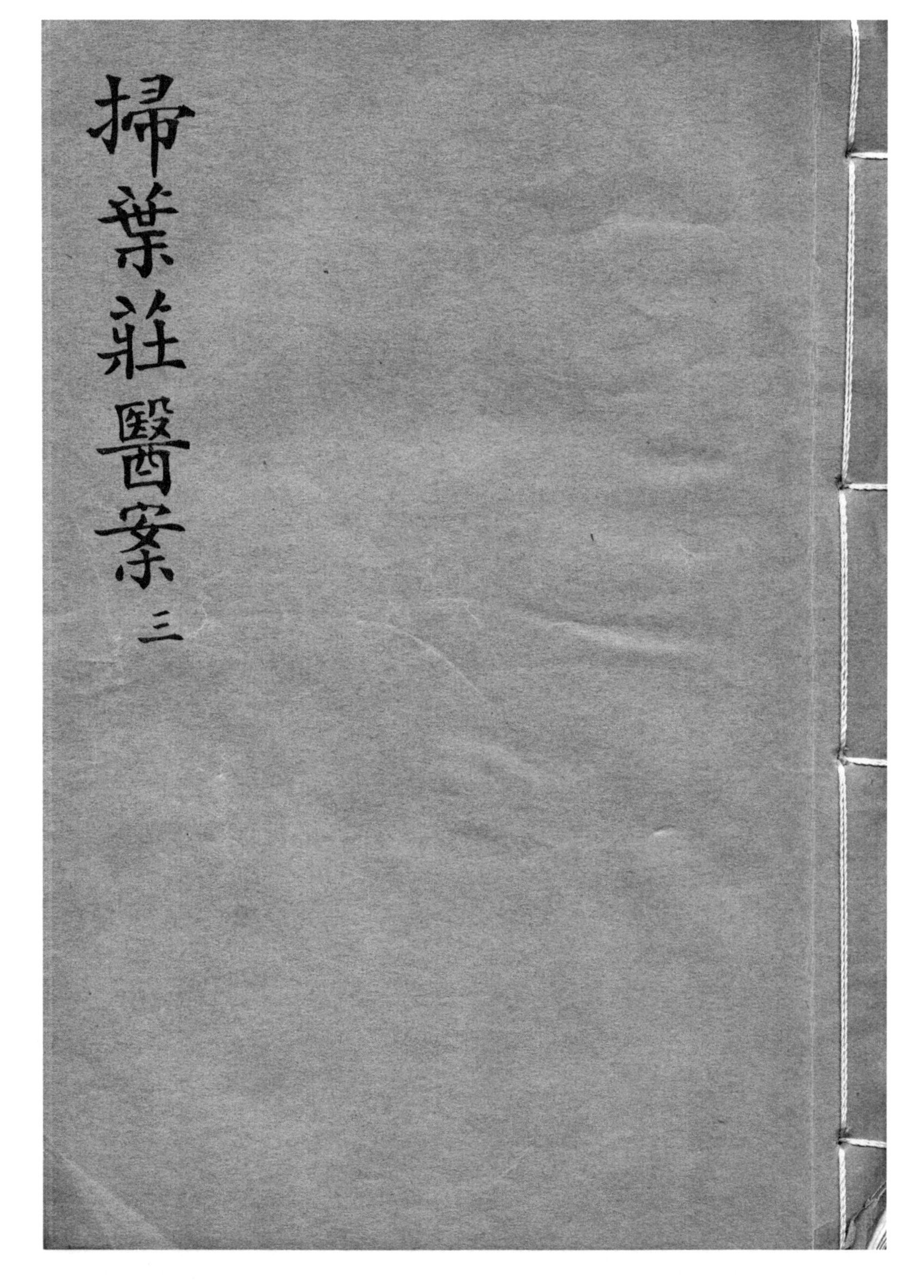
掃葉莊醫案
三

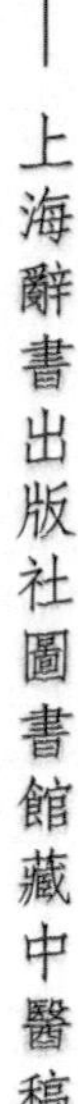

掃葉莊一瓢老人醫案卷三

薛雪生白著　無錫周小農　蕭山謝誦穆

瘧疾門

瘧母因不慎食物腹嗔痞脹溏泄以理脾胃之陽藥

草果仁　吳茱萸　茅朮　厚朴　廣皮　椒目

老薑搗取汁泛為丸。

舌白不渴脈沉腹滿不飢不食二便不通是暑濕發瘧後中氣不復驟食大葷亦氣結成脹。

大針砂丸一錢二分　十服

脈左數搏是先天真陰難充則生內熱瘧熱再傷其陰與滋養甘藥填陰。　左歸丸去杞子牛膝加　天冬女貞

三瘧乃邪伏陰分而發數月始止然畏風怕冷因瘧邪偏

[illegible]葉新方案

寒偏熱已久。營衛皆弱。氣薄不固。調養失宜。必致復病。議用大封大固。如天真丸。

天真丸去羊肉加河車膠

向来多欬。肺傷。六月廿四風潮感邪。单熱不寒。為癉瘧。仲景謂消爍肌肉。當以飲食消息之。在乎救胃陰以供肺也。醫知是理否。

大竹葉　連翹　麥冬　生甘艸　青甘蔗漿　甜秋梨漿

伏暑因新凉發瘧。頭脹惡心。脘痞。邪鬱上焦。從肺瘧治。

竹葉　連翹　滑石　杏仁　川貝　橘紅　白蔻　紫厚朴

太陰濕瘧。脾陽傷。氣不運。舌白。脘悶。水飲停蓄。當理氣分。

草果　厚朴　藿梗　廣皮　杏仁　苓皮　化橘合丸

濕熱未清。瘧止。頭目胸中不爽。不飢不思食。病在氣分。

草果　白蔻　厚朴　廣皮　茯苓　杏仁

瘅瘧兩旬不解，舌白脘悶色奪。　接服竹葉地黄湯法

菖蒲根汁　白蔻仁　草果　厚朴　杏仁　茯苓皮

廣皮　化牛黄丸一丸　一去杏蔻加木香藿香化蘓合丸

間日瘧不飢，心悶不甚渴，從脾胃制邪可愈

草果　知母　黄芩　生薑　厚朴　半夏　廣皮

風濕着太陰瘧。　草果　厚朴　廣皮　茯苓　猪苓

藿香梗　化蘓合香丸

農家夏季受冷濕之氣。陽氣不司宣暢。壯年形爽無力。乃

勞倦傷之瘧。　生白朮　生薑　草果　厚朴

廣皮　藿香

[illegible]新方案

此熱傷氣分而為痺瘧寐則肢腫熱渴餘暑尚熾宜救胃津 人參 麥冬 竹葉 知母 生甘草

瘧止反覆必有所因姑就色脈氣怯神弱因病致虛夏秋宜調中益氣 人參 益智 茯苓 廣皮 炙甘草 炒白芍

今年瘧疾半由雨濕陰晦之邪當以芳香逐穢理氣分多效但三瘧係在陰伏起必左足微冷熱過有汗仍知饑知味乃勞乏氣怯之病不必耑以攻邪是歲係濕土司天

桂枝木 生牡蠣 炒黑蜀漆 生芪 當歸
防風根 生薑 大棗 接後藥案

寒在四肢熱起額準至腹此太陰三瘧也經水來期不移

脾主營前議和血托邪服後瘧來熱多口渴 此太陰陽明兩病

草果仁　知母　細桂枝尖　黄芩　生薑　烏梅肉

勞倦傷陽不復。新涼再受為瘧。質虛感邪。不可發散。

桂枝　生朮　防己　茯苓皮　藿梗　廣皮

三年前失血。今秋途次暑濕熱傷成瘧。脘痞不飢。是邪結氣分。

飛滑石　白蔻仁　杏仁　厚朴　藿香梗　廣皮　木香

今年瘧痢。皆水土濕鬱之氣。傷及脾陽。不司轉旋。令人中痞不食。辛香理氣驅濕。蔬粥易安。濕土司天

生草果　厚朴　桂枝　茯苓　藿梗　廣皮

數月。瘧三日一發。邪伏于陰。不忌葷酒。致脇腹有形。邪與氣血膠固結為瘧母癥瘕。

鱉甲煎丸　每服三十丸

埽葉莊方案

瘧傷陰氣。 復脈去參薑桂

瘧熱傷陰不復。乾欬汗出。 桑葉 玉竹 炒川貝母

大沙參 麥冬 生草 南花粉

少陰瘧誤治。延及太陰。腹有動氣。近暴冷寒熱甚。

淡附子 川桂枝 北細辛 炙甘草 生薑 南棗

寒自背起。熱不煩渴。不飢不思食。指臂麻木。脈來小弱。近

受溫邪如瘧。其實陽氣久虛。當從本病調析。

川桂枝 茯苓 炙草 煨薑 南棗 生益智仁

指寒肩胛拘束。陽微瘧根。 人參 附子 桂枝木

炙甘草 生薑 南棗 生於术 生益智仁

接案 形寒拘束已止。身痛食少。 生黃芪 歸身 人參

南棗　淡附子　蒸冬术　廣皮　炙甘草

又照前方去淡附子。加穀芽煨薑。

熱後寒。寒後熱。此兩陽遇于一陰。如易之離象。中宮必虛。大忌散發攻食。間日而作。瘧勢未罷。仍該和解。

鮮荷梗　白蔻仁　黄芩　鬱金　烏梅肉　生白芍

夏秋所伏暑濕。至霜降節乃發。是新邪引動宿邪。初病頭痛汗出。寒熱勢猛。是新邪鋒芒易解。繼而勢似差緩。瘧来兩日。越一日兩發。半月竟成三瘧。發于子午地支為太陰。蓋邪氣久伏。六淫客氣。皆從火化。然中年形體豊偉。已見脈弱神倦。外似有餘。裏真不足。凡寒熱之邪。必由四末漸攻中焦。病来心中熱躁渴飲。胸悶不知飢知味。寒則肢背

埭葉藕大案

拘束。熱甚心腹最劇。由邪聚爲重。邪分稍緩。此爲裏中之

之表。病在絡。不能汗解下奪。惟辛香宣通。以亂氤氛瘴。

原非質滯阻清陽流行之隧。日加蒙痺。致正氣日疲。故深

秋入冬。伏邪在陰發瘧。不與時瘧和解清熱同例。

方訣

寒熱過後。從太陰劫瘧。

川桂枝　草果仁　木防已　天花粉　紫厚朴　茯苓皮

先有遺精陰虛。瘧邪墜入陰絡。是少陰瘧。非治瘧通套藥

苓可效。

素有遺精。瘧來而遺。遺止。陰中之陽。既因邪得深入。留連述

寒熱起由足跗蹠。陽維失護。少陰內怯。不得以表裏混治。

人參 歸身 炙草 桂木 生牡蠣

陰瘧上部先寒。年十三未出。鹿茸 是營衛疎客邪留着。色黃脈小。歸芪建中去錫糖

久瘧營衛皆虛。血空氣疎。頭暈心悸。無以主張。先與甘緩益虛。生黃芪 茯神 炙草 歸身 米仁 桂圓

瘧母遇勞而發。顯然陽傷絡空。阿魏丸

今年患瘧寢多。皆因大地濕邪。濕傷陽氣不旋。肛墜痔血。小便不利。宜旋轉太陽之氣。五苓散

瘧邪傷陰。陽升不藏。衄血夜汗。

六味去丹澤加五味女貞 附方補中益氣湯加首烏 薑棗

又 首烏一兩 白朮五錢

又 生於朮 桂枝木 龍骨 牡蠣 煨薑 南棗

廿九

埭葉藏方案

濕瘧失治。瘡疥腹脹。形寒減食。都是脾胃受傷。勿強進腥濁厚味。　胃苓去甘艸　~~揀案~~

接案　昨服胃苓湯。糞後有血。小溲不利。久伏濕邪。三焦皆受鬱久成熱。用分消法。　茯苓皮　山茵蔯　木防己　紫厚朴　槐花　細木通　海金沙　萆薢

此厥陰瘧症之量重者。煩躁吐蚘。脈弦數可徵。擬苦辛酸法。　川連　川楝　桂枝　乾薑　烏梅　白芍

瘧三日一發。是邪伏在陰經。經年雖止。正傷難復。仲景鱉甲煎丸。專以升降宣瘀治肝。謂寒熱不離少陽。久必入肝。肝主血。左脇為肝募。愈（俞）也。故病固當如是。但久有遺精食少不化。諸恙病非一端。此攻邪溫補。未能却病。莫若養正

氣旺。邪自除。古有諸矣。午服妙香散

三日瘧是邪伏陰分而發。非和解可效。久瘧不止。補劑必以升陽。引伏邪至陽分則愈。守補藥則非。

人參　鹿茸　當歸　茯苓　附子　鹿角霜　杞子　沙苑

熱病繼瘧。交冬自止。左脇已結瘧母。今食物難化。大便溏泄。神疲力倦。病由葷酒太早。致濕聚氣阻。治以疏補脾胃。

茵蔯　四苓　加厚朴　益智仁

瘧疾

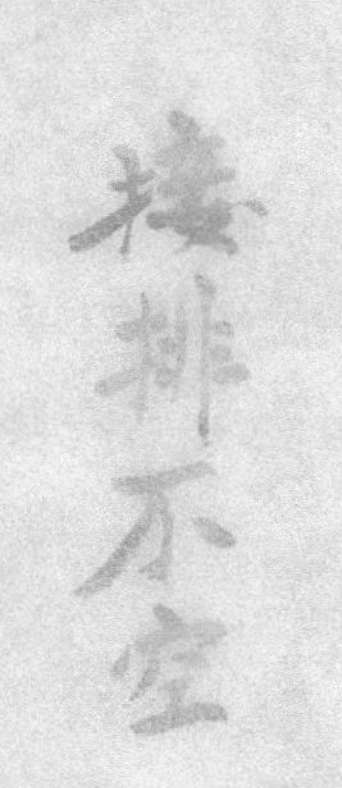
接排不空

十瓢方案

。夏暑濕熱

診脈緩乘濇。胃脘不爽欲噯。夜来腹脹。吐痰酸水。口鼻吸冷。損及中陽。暫用冷香飲子方。宜緩進參术。

藿梗　草果仁　附子　廣皮　厚朴　茯苓

脉沉緩。目黃舌白。嘔惡脘腹悶脹。此冷暖不和。水穀之氣釀濕。太陰脾陽不運。周行氣遂為阻。法當辛香溫脾。宣氣逐濕。用冷香飲子。

草果　藿梗　半夏　茯苓皮　厚朴　廣皮

杏仁　茵陳

舌白黃不饑。筋骨甚乘。自暑濕內蒸。脾胃受傷。陽明胃脉

橘葉雜方箋

不司分布流行。若不早治。必延瘴痢。

白蔻　杏仁　藿梗　木通　滑石　厚朴　廣皮

桔梗

春夏地氣上升。身處山麓。亦有瘴氣混于水土之中。飲食不覺。脾胃氣困。頻年長夏舌黄腹脹。便秘成瀉。皆濕阻清濁不分。兩年治效。多以分消。每交春深。山行蔬食。俾氣清流暢。則無是病。

生白术　米仁　廣皮　苓皮　厚朴　生智仁

桔梗　金石斛汁法丸

又煎方。

草果　廣皮　腹皮　豬苓　厚朴　苓皮

萊菔子　澤瀉

失藏人身應之患。此者最多。考古人温病忌表散。誤投則劫津。逆傳心胞。最怕神昏譫妄。治法以辛甘凉潤爲主。蓋傷寒入足經。温邪入手經也。上潤則肺降。不致膹鬱。胃熱下移。知饑渴解矣。

嫩竹葉　麦冬　桑葉　蔗漿　石羔（白糖拌炒）（膏）

生艸　杏仁

冬温伏邪。先厥後熱。熱深從裡而發。汗出煩渴。當救胃汁。

竹葉心　麦冬　生谷芽　烏梅肉　生艸　川石斛

風温欬嗽。下焦陰虛。先以辛甘凉劑清上。

桑葉　大沙參　麦冬　玉竹　川貝　生艸（糯米泡湯煎）

冬月温邪内伏。入春寒熱欬嗽。身痛微汗乃解。與温瘧

桂薑棗方案

同法。

桂枝白芍湯

欬嗽二年。形瘦穀減。冬季喉垂漸痛。可見水虧陽氣不藏。春月氣日甚。皆陰乏上承。陽結于上。為喉痹矣。近日寒熱。風温客氣。脉小數為陰傷。忌用辛散。

桑葉　沙參　川貝　玉竹　麦冬　生艸

風温變熱。爍筋灼骨。足筋腫痛而熱。二便不通。夜躁不眠。邪已入厥陰。多驚駭。面青。經水不應期而來。為腳氣之痉。

漢防已　川黃柏　川萆薢　晚蚕沙　海金沙

川通艸五錢煎湯代水

鮮生地　阿膠　五味　牡蠣　麦冬　白芍　女貞

脉數右實左弦。服養陰藥已得效。但未能愈耳。嘈雜恍惚。胸上動氣。微若寒熱。用小柴胡湯治陽維之會。

桑葉（経霜）　赤丹皮　鮮生地　鮮桑葉　阿膠　女貞

生白芍　白丹皮

温邪感觸。氣從口鼻直走膜原中道。不同傷寒陽症。邪自太陽次第傳經。蓋春温夏熱。鼻受氣則肺受病。口入之氣。竟由脘中。致以手經見症。不似傷寒足六經病也。仲景論温不可發汗。汗則劫津傷陽。身必灼熱。一逆尚引日。再逆促命期。又云。鼻息鼾。語言難。剝則驚癇瘈瘲。無非重劫陰陽而然。今病發熱原不是太陽客邪見症。所投羌防辛

夏暑濕熱

[illegible]葉莊方案

温表汗。此即為逆矣。上竅不納。下竅不便。亦屬常事。必以攻下希圖泄熱。殊不知强汗劫精。而傷陽。妄下劫液而亡陰。頃診脉兩手如搐而戰。舌乾燥而無胎。嘴前乾板。目欲瞑。口欲開。周身斑紋隱躍。時有呃逆。因胃乏穀氣而中空。肝陽衝突上冐。肆虐耳。為今迫正。先用糜粥。使胃中得濡。厥陽不致上冐。而神昏之累可已。進藥之理。甘温可以生津除熱。即斑疹亦不必慮。觀仲景論中。邪少虛多。陰液陽津並涸者。復脉湯主之。今仿此意。

炙草　生地　阿膠　人參　麥冬　白芍

温邪有升無降。經腑氣機交逆。營衛失其常度。為寒熱。胃津日耗。渴飲不饑。陽氣獨行。則頭痛面赤。是皆冬春驟煖。天地

温病

陰虛温熱衛泄營熱久延不已最為棘手擬從心營肺衛治之。

鮮生地　金銀花　桑葉　小麥　鬱金　犀角尖　淡黃芩

伏熱久鬱營衛失調汗泄心嘈皆是内蒸氣弱肢足稍露則臍下便痛正劉氏所亢則害乘乃制之義。

鮮生地　犀角　青蒿梗　生石羔　地骨皮　知母

汗多氣泄心包伏熱五心熏煩形體反惡外寒投清寒之品。熱勢稍減但熱蘊于裡必得水升火降方能陰陽和快。

犀角尖　浮小麥　鮮石菖蒲　鮮生地　元參心　硃砂染麦冬

[illegible]

客冬感寒入春化温寒熱藥不中竅致令汗泄正虛因循難愈議進酸鎮一法

桑葉　阿膠　茯神　生白芍　牡蠣　炙艸

日久寒熱正虛無以主持頻頻汗泄亟宜固陽攝陰

生鱉甲　桑葉　阿膠　生芪皮　生白芍　枯芩

茯神　炙草

脉數上出魚際一寸心中熱與背相控

鮮生地　阿膠　麦冬　九孔石決明　生白芍

女貞子　五味　雞子黄

脉數上出魚際一寸是謂溢脉陰氣不能上承于陽也寒熱汗出身半以上是亦陽失陰守非壽徵也議攝陰救陽

掃葉莊方案 三

春温

過飲酒熱上熾。肺衛心營受迫。向日間有寒熱。痰飲阻氣。欬逆胸痞。乃内因致病。薄滋味以清肅氣分。

蘆根 枇杷葉 桑葉 米仁 浙苓 煎好加入生石羔末再煎

温邪蒸灼津液。釀爲熱痰。胃口不得清肅。不饑不食。只宜甘凉生津。峻利不可再投。

麦冬 蔗漿 花粉 嘉定 川貝 桑葉 大沙參

津涸風動。肢強口噤。温邪内陷危篤。以甘緩生津熄風。望其出音。

炙艸 麦冬 阿膠 火麻仁 細生地 蔗漿代水煎

掃葉莊方案 春温 三十五

風温

高年左癱○近加風温寒熱○主客皆病○防其昏痙○

厚朴　廣皮　豆蔻　杏仁　木通　苓皮

温邪入肺不解○遂逆傳膻中○煩熱昏蹶○嗆出血沫○猶然氣喘不食○夫肺主氣○心主血○辨症分經○最為要旨○

淡竹葉　阿膠　枯黄芩　六一散

病邪已去○虚熱未除○

生地　玉竹　水梨　生艸　麦冬　丹皮　花粉

熱邪久伏○風寒外侵○春温氣機不藏○內蓄之邪復動○欬嗽咽痛○兩足畏冷○擬辛凉輕劑○擊其潛伏之邪熱○

桑葉　南沙參　欝金　黑山梔　杏仁　菊花

桔梗　生草

牙齗常紫。膝蓋痠痛。上年秋季為甚。此湿邪阻于經絡。陽明之氣。不司束筋利機。議宣通脈絡之壅。使氣血和平。

金毛脊　白蒺藜　生白术　油松節　生米仁　木防己

過飲晨瀉。中宫留湿。乾嘔腹痛。是脾不和。陽氣不主運行於四末。故四肢無力困頓矣。宜忌湿肉。使清陽轉旋。中宫得健。

草果　厚朴　藿香　廣皮　茯苓　半夏

新沐頭痛鼻塞。狀似風温。次日寒戰大熱。脇肋痛不可轉側。自利稀水。乃湿聚於經脈。病在氣分。熱渴欲飲水。今目黄上視。手肢蔆痙。舌胎白。齒板燥。胸中隐痛。皆邪深痙變出。

木防己　桂枝木　大豆黃卷　茯皮　天花粉　菖蒲汁

用木防己湯。痙厥已後。經脉鬱伏濕邪已解。胃汁大傷。痰嗽氣閃。與甘藥不傷胃氣。

甘蔗漿　南花粉　薏苡仁　炒黃川貝　麦冬

夏季水土之濕。口鼻受氣。着於脾胃。潮熱汗出稍涼。少頃又熱。病名濕溫。醫但知發散清熱消導。不知濕鬱不由汗解。舌白不饑。泄瀉。

滑石　白蔻仁　茯苓皮　猪苓　通艸　厚朴　澤瀉

冷熱濕穢。雜感太陰經受邪。

草果　桂枝　茵陳　藿梗　厚朴　防已　茯皮　廣皮

濕鬱氣阻疹發　飛滑石　茯苓皮　射干　木防已

茵蔯　檳榔摩汁

今年天運寒水，地氣濕土，春夏雨濕，泛潮鬱勃穢濁之氣。人在氣交之中，口鼻觸受，直走胃絡募原，分佈上下。如此症初病頭脹，痞悶嘔惡，必舌白，病全在氣分，為裏中之表。芳香逐穢，淡滲逐痰，佐辛氣不致外散佚，此不為僅以陶氏全書方案競進，彼寒分六經，熱犯三焦，不同道也。且醫藥初用即瀉，暑必挾濕也。消之不降，清之不應，此濕邪乃是無形，醫治却是有形。今診脈小濇，舌乾口渴，不能湯飲，胸次窒而濇，仍有嘔逆之狀，當溫脾陽以運濕，仍佐辛香，可望其效。

草果仁　桂枝木　茯苓皮　厚朴　廣皮

[illegible]

木防已

病本濕温，元氣不能載邪外出，勢有直犯神京之狀矣。擬以梔豉上下分開之勢，薑棗左右升降之，芳香之草橫鮮之。

西豆豉 黄芩 鬱金 生香附 黑山梔 甘草 鮮菖蒲 生薑

舌赤頭痛惡心，脈大，温邪入募原也。

白蔻仁 桔梗 枇杷葉 鮮醒蘭 瓜蔞皮 天花粉 大杏仁 枳殼

脈右大，舌黄不渴，嘔吐粘痰，神躁語言不清，身熱不除，此勞倦內傷，更感温邪，須防變痙。

竹葉 六一散 厚朴 茯苓 白荳蔻 廣皮

暑濕鬱蒸。

滑石飛 竹葉 連翹 淡苓 桑皮 木通

暑風上鬱陽分晝日頭痛鼻淵　鮮荷葉汁　青菊葉

滑石　羚羊角　連翹　桑葉　銀花

暑風痰嗽目黄舌白已退遇風肌熱此肺病未和薄味不致瘧　六一散　川貝母　栝蔞根　地骨皮　桑葉

玉竹

形瘦陰虧暑熱客氣未盡氣分有熱故不耐陰柔膩藥

竹葉　川貝母　麦冬　知母　生甘草

雖是伏暑濕邪平素陰虛久積勞倦病發先有夢遺此柴芍膏連苦辛皆忌　鮮生地　連翹心　竹葉心

細木通　六一散　金銀花

舌乾黄絳脈耎弱脘中不爽熱傷津液陰不上承清熱不

埸葉藥方案

應以甘寒生津。鮮生地　麥門冬　柏子仁　茯神

人參冷冲

伏暑熱燥氣分。津化痰。形瘦。嗽未止。不飢便溏。

米仁　蘆根　白蔻　淅苓　桔梗　枇杷葉

防方竹葉心　六一散　川貝　生草　南花粉　桑藤

陰弱之質。暑風外襲。頭蒙口渴。以輕劑書肅之。

鮮絲瓜葉　杏仁　連翹　大豆卷　川通草　桑皮

香茹飲泄越滲利。頗不宜於虛體。或有人參者。可以涼服暫

用。藥當和乎清暑。以兩濕已久。中宮易困耳。木瓜　扁豆

人參　茯苓　甘草　醒頭草

形瘦液少。暑濕泄瀉初愈。又咽乾欬嗽。以暑挾濕。秋熱熱化燥。

乃勝復之理。 玉竹 麥門冬 北沙參 生甘草

桑葉 南沙參 神

脈弱無力。心中洞入。夜昏譫語。面目皆紅。煩渴微飲。是勞倦內傷。頻與苦辛消導。滋陰陽愈傷。則浮越。有虛脫之慮。議用仲景救逆法。 生龍骨 炒黑蜀漆 生左牡蠣 炙甘草 川桂枝木 南棗肉

脈弦長入尺而數。舌上沾苔。時或發熱。大便或溏。顯然素稟陰虛。復受暑濕。 草果仁 金石斛 紫厚朴 鼈甲 廣橘皮 淡竹葉

尊體本陰虛。陽氣并邪獨發。熱兩旬餘。不解。無汗。蓋因枯液不作汗。邪亦不解也。連劑養陰之後。邪必鬆則汗大出。

是雲行雨施正品物咸亨之候何疑其脫也但弱躰久病不解元氣愈虧此邪稍出大汗作亦屬接補關頭不可少懈耳心静則氣定而神住切不可憂擾神氣致陽上升

人參四錢 熟地黃一兩 製首烏五錢 抱木茯神二錢 生左牡蠣六錢 天門冬三錢

積勞傷陽衰感動臟重重内損夏穢伏邪已深入重圍此邪從陰經来朱漢老非治時邪知母入咽即呃陽明助陽也故三陰而施温補扶正正謂托邪知母入咽即呃陽明之陽飢餒不飢不食不寐陽不流行三焦困脾腎憊矣肛墜屬陰氣隔難任純剛之劑

人參 麋角 當歸身 煨生薑 草果仁 紫厚朴

熱甚心煩躁渴宜宣膻中熱氣兼驅伏暑

清心牛黃丸 辰砂益元散三錢 竹葉心二錢 煎湯送下

脾胃氣困鬱蒸為黃痛乃陽不流行久病不可純攻

山茵蔯 生益智仁 生白朮 茯苓皮 紫厚朴

廣橘皮 生香附摩汁

痘疹幼科雜治

稚年五疳數年不愈脾胃愈損必肝木來乘已有驚恐筋牵皆欲成五癎矣其腹中冲逆為痛即木尅土之象用錢氏史君子丸來有大效用制肝實脾疎腑方 川楝子

厚朴 胡黃連 史君子 黑糖油 生白朮

稚年純陽體質瘧痢是夏秋暑濕熱病閱述幾年調理都

以溫補得效但幼科必推錢仲陽方法幼稺致傷全在脾胃脾陽少運濕聚泄利溫煖脾陽運行去濕亦屬至理若骨脂附子溫腎稺年恐未宜久進今年太陽寒水司天太陰濕土在泉雨濕太過陽氣最傷大忌苦寒暫服方

錢氏益黃散

附方　乾蟾　川連　白朮　茯苓　青皮　雞內金
人參鬚　薏米仁　神麯　澤瀉　煉蜜丸炒米湯下

附驚風方

全蝎　殭蚕　天麻　川黃連　生甘草　膽星
犀牛黃　麝香　金箔為衣

掃葉莊一瓢老人醫案卷四

一瓢老人方案醫

遺精淋濁尿血

驚悸　交白露暑去涼來陽降多遺似悸恐畏怯用交心腎固

夢遺　攝

人參　蓯蓉　歸身　芡實粉　遠志　柏仁　湖蓮

茯神　熟地　五味子　金櫻膏丸

苦寒直降陰走洩為遺陽浮越為頭痛欬嗽以攝固二氣主之

熟地　遠志　龍骨　茯苓　芡　牡蠣

瘧熱傷陰數年春秋內熱似乎瘧能食想雜多勤勞

陽氣易于升動此陽降為遺洩　虎潛丸

精濁四年據述途中煩勞驚恐而得頭面眩暈肌肉麻痺

遺精淋濁尿血　四十一

損葉莊方案

遇房事必汗泄。顧精及壯。此陽微失護。精關不固。溫腎寧心。

冀衛交合。久恙未能速效。

韭子　龍骨　覆盆子　五味子　菖蒲　柏子仁

補骨脂　胡桃　金櫻膏丸

陰減為遺。下焦諸脈既空。不主拘束。其陽浮上灼。自有音

痰欬嗽。此液脈無益。必填實下元。可冀病愈。少年精志未

堅。失于保養。有勞情內損。

熟地　山藥　芡實　龍骨　龜版　山茱萸　茯苓

五味子　遠志　金櫻膏丸

五液下洩。陽氣上越。中壯盛。眩暈頭重。瘦弱不耐步趨。正內

經謂下虛上實。為厥巔疾也。填精益髓。未嘗不是。但當

藥未必動數。氣味未專耳。法當潛其陽。益其陰。質重味厚。滑澀導引。攝守勿懈。可冀其固。

鮮鹿尾 一具切片 隔紙烘脆　牛骨髓　羊骨脊髓 俱隔水熬去滓　豬脊髓 去膜蒸
生白龍骨　生白左牡蠣 各煅　生鱉甲　五味子　茯苓
山茱萸　湘蓮　山藥　芡實　方解青鹽　髓丸 飢時服

前用潛陽填精方。脈厥不至而吸短。遺精病發如昔。其所精無不能生旺。今當長夏氣泄。易觸穢熱。最宜林泉寧靜。秋分精後可應接。前方去龜鱉。加人參 鹹秋石。

淋變為濁。凡有餘者為濕熱。不足者屬精敗而腐。見症屬虛。治以溫養通補。

鮮河車　枸杞子　沙苑蒺藜　淡蓯蓉　熟地

遺精淋濁尿血　四十二

埭葉莊方案

茯苓　歸身　小茴香拌炒

遺精淋濁，用填陰固濇之劑。小溲不通，背部脊膂氣攀攻觸，乃濕熱内鬱，太陽之氣不行。仿金匱渴者用豬苓湯。

今夏瘧疾，皆時令穢濕之邪。瘧後食物不慎，濕留生熱下注，遂患淋濁，莖痛便難。閱醫取苦勝濕、寒勝熱，甚是近理。但加地黄汁膩濁滋血，與通利未合。

海金砂　茯苓皮　山茵陳　晚蠶沙　萹蓄　黄柏　萆薢

精濁已久，肝血腎液皆損，心熱精自出，先陰[陽]也。

二仙加熟地、茯苓、五味、龍骨、遠志、覆盆子

破傷淋濁，然濇不能寧，恐用通利分遺精，腎氣何以效。

跌撲必係驚恐，以致逆亂，以东垣天真丹緩治，以精旋氣

血之痺。七旬年歲。下元已衰。淋閉久不肯愈。春正天寒。食減無味。下病從中治。法非易。靈樞謂中氣不足。溲便為之變。得知味知穀。然後議病。　大半夏湯

下虛淋閉。柔劑溫通。

杞子　淡蓯蓉　鹿角霜　沙苑蒺藜　巴戟

色奪脈虛。夏秋日加煩倦。非客病。據述左脇中動氣。因遺精驚恐而得。乃下損精血。微氣因精而傷。當補精以化氣。

紫石英　杞子　製首烏　茯神　柏子仁　歸身

濁病乃濕熱下注。久而失治。變為精濁。不易速愈。先用丹溪補陰丸一月。再議。　大補陰丸　鹽湯送下

無夢精遺。腰髀痠疼。交入暮內熱。五更盜汗。交黃前後髖痠

遺精淋濁尿血

四十三

擬兼方等

天癸既絕，真陰大虧。陽無依附，浮動不已。惡怯內傷，若不
養陰，脈藥不效。

人參　五味　阿膠　天冬　蓮肉　熟地　茯神
梔子仁　芡實　金櫻膏丸

尿血即血淋。熱送小腸、膀胱者為多。今四肢不溫，膝痠足冷，天
煖猶欲火烘。脈緩小弱。皆八脈不攝。以壯衝任督脈，佐以涼
肝。乃複方之劑。

鹿茸　鹿角霜　炒黑杞子　歸身　生地　天冬

體偉肌豐，脈得緩小。凡陽氣發泄，待似有餘，其實不足。水
穀之氣不得暢遂，釀涎下注為濁。已經三四年，不效，氣墜。
宜升陽為法，非比壯陰火自灼之病。

菟絲子　車前子　蛇床子　大茴香　韭子　茯苓

覆盆子　沙苑蒺藜子

遺精，傷腎，氣不收納。臥倒氣冲上膈，膜脹呼吸不通，竟夕危坐。脈浮雖而冷，小便澀少，無非根底無以把握，難治之症。

腎氣丸去牛膝肉桂

遺精三年不愈，寐則陽入于陰，溺必自出不禁，寤則非溺不便。遺攝固下元不應，諒非扶陽，主治以酸味柔和，制其陽氣直升直降，是為的法。

山茱萸　山藥　金櫻子　五味子　湘蓮　芡實

診脈右數，左小數，入夜淋濁不止，繼患目疾，是精血積損，肝腎之病。凡操持用心，五志之火自亢，是情志實起，非外氣六淫之邪，並不

遺精淋濁尿血

四十四

埽藥兼方宜

許以清救肝火為治。

熟地　枸子　茯神　夏枯草　柏子仁　甘菊

遠志　炒黃　熟附

脈左弱下虛入尺。有夢久遺。足爽冰履。行動氣促似喘。顴

任交虧，衝陽升舉。務以填塞精竅，不及傍治。

方解青鹽　炒黑遠志　小茴香　茯木茯神　湘蓮

紫衣胡桃

膏淋四年。夏秋但淋，入冬必痛。脇痛左右橫梗，必嘔吐，痛

時溺清痛，後隨淋。甲寅年四月用海金沙、茵陳、萆薢、木

利濕熱。夏季頗發，入冬仍發。食物不清，味厚之物甚久。

濕氣膠固陽明中脈絡。當天日涼氣收斂，邪阻氣室滯。茯

久病深。通劑必用緩法。攻逐用兩通氣血。佐以辛香入絡。

韭汁炒厚朴　白芥子　韭白汁浸一夜　茯苓　桂木

土炙穿山甲　製半夏　麝香　水法丸

遺精淋濁尿血　四五

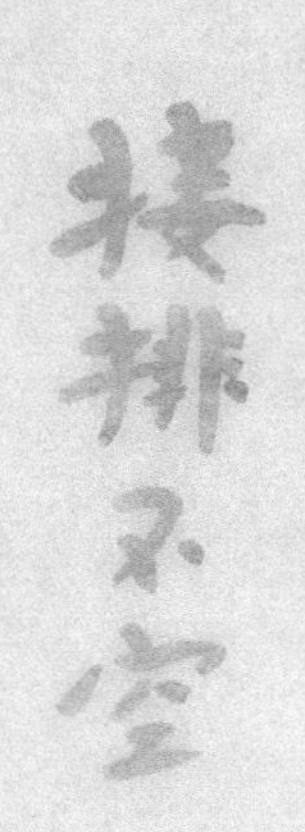
接排不空

此二字略大

一瓢方案

氣鬱發黃

飲食不司運納，人皆知脾胃不和，但夏季之濕鬱，必傷太陰脾，濕甚生熱，熱必害于陽明胃脈，全以宣通氣分，使之氣通濕去熱清。四末微腫，黃未盡除，陽明之脈當以流利機関也，宜忌厚味腥濁，可愈。

生於术　陳皮　薏仁　刺蒺藜　茯苓　淡乾姜

萆薢　桔梗　水法丸

此長夏受病，濕著太陰，熱在陽明，不忌食物，最有發黃症脹之累，必須蔬食，使清濁轉運，謂因病致傷，病去自復。

桑白皮　茯苓皮　大腹皮　陳皮　茵陳　木通

氣鬱發黃　四十六

葉薛方案

厚朴　萊菔子

久病休息，脾胃皆弱。今夏濕勝，臂痛右痪，濕痹阻遏經絡。

脈流行之氣，是以溫脾辛香，爲程中之表，治已得痛緩，臂

伸。尚減薑黃、蒺藜之走經絡矣。

生白朮　益智仁　厚朴　草果　茯苓　陳皮

感長夏濕熱，太陰陽明不司旋運，唇裏肌黃，疸之象。

近痔發便難，熱注于腸爲濕結，宣腑經以清之泄之。

茵陳　黃柏　厚朴　蠶沙　茯苓皮　炒槐花

廣皮　萆薢

夏病黃疸，是濕熱中焦脾胃之病。病不能食，究[illegible]來[illegible]水

穀之積，兼目微黃，肌膝腫耳鳴，於是氣鬱不爲流暢，蓄熱

傷氣濕阻氣也。能慎口腹經月。天降可愈。

生益智仁　白朮　茯苓　廣皮　紫厚朴　澤瀉

生砂仁　苦參　右各碾細末。金石斛湯泛為丸。

此二案甚佳

痿痹門

寒濕着關節。痰飲阻氣分。咳而痹痛。　川桂枝　茯苓

熟附子　熟半夏　木防己　北細辛

風毒三載。侵蝕血液。年幾半百。已陽事不舉。脛骨不勝步趨。可稱沉痼之症。外治無功。當以柔溫之劑。益精髓壯筋骨。不得痿痹為上。　虎脛骨　枸杞子　甘菊花　牛膝

肉蓯蓉　川石斛

脈緩。四肢牽强。環跳髀尻牽引。壯年有此病。起四月中。

掃葉莊方案　痿痹

乃時濕邪入于經絡。為痿痺之症。木防已　生白朮
羌活　防風　桂枝木　獨活　生黄芪　川萆薢
後去羌活加。片薑黄　當歸身。
内損痿痺。起于幼年。非三因之邪。此攻逐通經。及傷寒偏
熱。愈治愈劇。盖精氣暗消。蹻維不為已用。温柔固補。必須
宣通。是靜中有動。血肉形氣。如藏器可久。皆若此。
雄羊肉腎　鹿茸　金櫻粉　虎骨膠　砂仁研末
當歸身　小茴香　杜苁蓉　桑椹膏
脉小。足冷。肢膝四肢痠癵骨骱腫痛。風濕已入經絡成痺。
形脉皆虚。護衛以攻邪。防風　生黄芪　片薑黄
羌活　當歸　獨活　海桐皮

風寒久必入脈絡，外衛陽失護，已現右肢麻木，雖鼻淵腦寒不可發散，議和血脈，以逐留邪。

黄芪　歸身　防風根　川桂枝　木防已　明天麻熬膏

風為陽，濕為陰，二氣相搏，窒於肌腠之里，着於關節，周行不利為痛，得三焦氣行，濕無沉着，氣通病解。

飛滑石　紫厚朴　白蔻仁　茯苓皮　通草　杏仁　木防已　大豆黄卷

吳大一兄

癰瘍痔漏門

瘰核

肝虛痰瘰結在項下。

海石　香附　連翹　夏枯草　土貝母　天花粉　青黛　金銀花

行走吸熱，熱自上受，肺熱下移大腸，陰虛之質，陽墜成瘍。

癰瘍痔漏

[illegible]藥雜方等

有諸。清養金水以治其源。務在寂靜。莫專于藥功。

麦冬　金銀花　黑豆皮　甜北沙參　川石斛

痔血糞前後皆有。用力齒齦縫血。足冷及膝。大便燥艱。此屬五液損傷。絡虛所致。

炒焦當歸　炒黑枸杞子　炒鬆熟地黃　五味子　淡茯苓

知識之年。情慾易動。陰火直升直降。瘍久成漏。乃內連臟腑之絡。脂液滲洩不得收合。此外治無益。姑停課誦之擾動。神氣閑坐嬉悅。以調之納食肌肉。可得久恃。

人參　當歸　沙苑蒺藜　大麋茸　枸杞　生仲

陰虛渴

此一字畧去

疝門

知饑不欲食。則䐜脹。小腹痠痛。乃肝胃兩經病耳。

炒黑杞子　小茴香　廣皮　厚朴　炒當歸

沙苑蒺藜　益智仁　茯苓

脈形已小，痛移左右，由陽明虛陰來侮，重按痛緩。

人參　生川椒　茯苓　細辛　舶茴香　附子

肝疝瘕

少腹急痛，脇中有形，因怒勞動肝，致氣血凝結，久恙不宜峻攻，緩圖有益。

小茴香　五靈脂　川楝子　桃仁　炒查　橘核　青皮

當臍堅硬，上下氣不相通，此濁陰聚，阿魏溫潤泄穢通陽。故腸中濁氣頻出，但結於足太陰經。

炒黑川椒　茯苓

生淡乾薑　葱白　炮黑附子　胡盧巴

閱病原是肝腎虛結為癩疝，但子和七疝主方半屬辛香

疝

四十九

泄既有盜汗中遺精失血咳嗽等症。辛香非宜。變溫柔通補法。

蒺藜　補骨脂　紫胡桃　魚膠　青塩　茯神

栢子霜　雄羊肉腎煮丸

濕熱入肝而為癲疝。　桂枝木　川萆薢　晚蚕沙

茯苓皮　川黄栢　海金沙　青黛

脈沉遲。疝衝瘕聚。收引拘急束痛甚。是陽微陰濁痺阻。議以劉藥。　三建湯

脈沉伏。逆痛不止。厥陰挾衝氣為患。

製附子　淡茱萸　炙甘草　葱白　炒白芍

久疝堅硬上攻。周身冰冷。顯然團一濁陰上干。冷汗如油。

須防陽脫。子和辛香破氣難用。與驅濁救陽一法。

炮附子　炒川烏　生乾薑　吴茱萸　雄猪胆一枚冲入

接服　橘核　川楝子　炒川椒　炮黑川烏　炮黑附子
青木香　炒黑舶茴香

右脇下痛入少腹。陰囊腫大。便利。覺熱。小溲不爽。動怒肝膽氣鬱。腸胃穀氣聚濕。濕阻氣脹。欲結疝瘕。故痛。

川楝子　小茴香　茯苓皮　青皮　橘核　青木香
大腹皮　炒延胡索　又照原方去延胡。加　厚朴
山梔　茵蔯。　又用更衣丸。

七疝肝病為多。子和辛香流氣。丹溪分利濕熱。皆治其有餘偏勝。今七旬老年。下焦陽已衰微。濁陰聚而為脹。據說安卧自息。已非實症。煖腎真。少佐泄肝。是通陽驅濁方法。

[illegible]葉莊方案

人参　熟附子　舶茴香　茯苓　金鈴子　川楝

色悴脈芤。下焦疝瘕。是衝任病。乃肝腎精血不足致損耳。

精羊肉熬膏　茯苓　淡蓯蓉　真沙苑蒺藜子

炒黑枸杞子　當歸　小茴香　膠丸服

濁陰聚則為脹。疝墜則大便秘。便通則腹形脹大。腎肝之病。治宜宣通陽氣。

安息香　炮生川烏頭　炮黑川楝　淡乾薑

舶茴香　炮生黑川附　蒸餅漿搗和為丸。

少腹疝瘕。沖年不曉因由。起于夏月。漸加腹脹。夏季脾胃司令。水穀未運。或當怫鬱。致肝木鬱勃。熱蒸氣結。犯尅中土。使濕熱凝聚為脹。雖非情慾致病。已屬內傷。延綿一載未痊。非速愈之病矣。

川楝子　炒黑小茴香　青木香　蘆薈　炒橘核

黑山梔　炒黑山查肉　青皮

肝疝症也。淡吴茱萸　川楝子　橘核　乾薑　肉桂

炒白芍　青木香　荔枝核　炒烏梅　後加七疝丸

地氣混矣。擬以前方去白芍青木香。加入　牛膝　澤瀉

葫蘆巴　小茴香　橘核　荔枝核

脈微濇左弦。跗囊麻冷。走動無力。少腹微滿。睾丸日腫。察神呆色衰畏風怕寒。陽虛疝瘕難愈之疾。

人參　炒黑枸杞子　茯苓　茴香　熟附子

當歸　川椒

此八字四君大反

經産帶淋女科雜治

陽維失護。自覺背脊烘熱。汗則大泄出不止。汗過則遍身冰冷畏寒且不成寐。寐則氣衝心跳。汗亦自止。以陰不内守。陽不外護主治　桂枝木　鹿茸　當歸身　白芍

人參　栢子仁　左牡蠣　茯神

經云。陽維為病苦寒熱。陰維為病苦心痛。蓋維脈乃一身之綱維。陽司外護。陰主内營。若家庭夫婦。嘗轄内外事宜也。緣二氣日衰。營護不週。凡勞倦寒暄。皆乘其空隙為害。為寒為熱。陰陽矛盾所致。是八脈奇經之病。溫補不能入脈。不效亦無害。若以濕溫客氣搜逐。其害大矣。桂枝木

人參　生鹿茸　鹿角霜　栢子仁　當歸身　茯神

多言耗氣。勞倦傷形。吸氣不利。痛起足踝。繼貫脇肋奇經。雖非一肝腎所該。為多不入奇經之方不效也。

當歸　枸杞子　紫石英　生精羊肉　沙苑蒺藜

衝衛為病。氣逆而裏急。

青皮　金鈴肉　淡吳茱萸　橘核　元胡　烏梅　沉香　代赭石

帶脈橫圍于腰。維脈挾內外踝而行。勞傷受寒。脈絡斂斜。不司擁護。而為瘕疝。麻木不仁。非小病也。久而痿痹。癃棄淹淹。

當歸身　生於潛朮　淡蓯蓉　肉桂　鹿角霜

後改桂薑朮苓湯

產後下焦。陰虧。焦煩思慮。陽升內風皆動。上盛下衰。久延為厥。

石決明　小生地　茯神　龜版　阿膠　天冬　白芍

經產淋帶女科雜治　五十二

麻木。便后淋瀝帶下。兩足冷逆。脊髀如墜。衝任不固。肝腎
胃關皆欲溫納其下。 桑螵蛸 淡蓯蓉 生杜仲
鹿角霜 巴戟天 炒杞子 沙苑蒺藜 茯苓
鮑魚四兩煎汁泛為丸 每早服三錢。紅棗湯送下。
懷孕子淋。多熱在下焦。產即當愈。仍心熱。嘈腰痠骨耎。是
虧生熱。主乎養肝陰矣。 穭豆皮 生地 續斷 茯神
湖蓮肉 阿膠 天門冬
產後十年。晨泄形寒汗出。是下元陰傷及陽。奇脈不固。導
古人用 局方四神丸
少腹微膨。經來後期。多痛。秋冬膝跗冰冷。衝氣致左脇攻
觸。脘中脹悶。痛不能食。此屬氣血鬱痺絡脈不和。雖無性

命之危然。恐有不得孕育之累矣。

炒延胡　炒小茴香　川楝子肉　穿山甲　當歸尾

生牡蠣　炒煙盡五靈脂　生蒲黄　接服後藥

前方專主温通氣血。痛果得緩。瘕氣亦不上攻觸。今復形寒。食不化。與養營方兼煖衝任。爲孕育之基。

人參　紫石英　艾粉　四製香附　淡蓯蓉　肉桂

歸身　巴戟天　各碾細末　以白花益母艸膏爲丸。

懷娠五月。晝夜身熱。據述病起惡阻嘔吐。吐止熱來。思五月足太陰司胎。木火犯中。營衛自怯。必致胎不育長。滋養血液。佐以清肝膽氣中之熱。　小生地　白芍　麥冬

阿膠　條芩　胡黄連

按葉莊不寫

天癸當絶。今屢次崩漏。乃衝任脈衰。久漏成帶。延綿之病。且固其下。

烏鰂骨　小生地　鮑魚　茜草　阿膠　續斷。

胎前瘧熱傷陰。産後下焦之陰更損。衝任脈不下固。氣冲欬逆嘔。午後潮熱。子後汗泄。皆陰虛損及陽位。夏令大熱發泄。絡空脇痛失血。雖頗納穀。大便溏泄。滑蓐勞下損。漸干中上。故延綿不愈之痾。醫藥無效。

湖蓮　五味子　茯神　烏鰂魚骨　炒熟地　芡實

先病懷孕。到七八月。胎吸母氣。諸臟腑經絡先衰。自救不暇。至寢食廢。嘔脹不納。日加衰憊。臨産可危。無治病成法。

人參　石蓮肉　川黃連　草决明

少年懷娠惡阻，誤藥殞胎，十餘年後不孕育，每經来周身經絡豎痛，少腹瘕觸，寒熱皆至，乃八脈交損，八脈之治，非轉展不效。

紫河車　歸身　阿膠　紫石英　小茴香　蘄艾　茯苓　鹿角霜　枯黄芩　益母艸膏丸

質偏於熱，陰液易虧，女人肝為先天，月事雖准，而裏少乏儲蓄，無以交會衝脈，此從不孕育之因由也。凡生氣陰血皆根於陽，陽浮為熱，陰弱不主戀陽，脊背常痛，當從督任二脈治。

鹿胎　當歸　桂圓肉　桑螵蛸　元武版　茯苓　枸杞子　細子芩

泄瀉減食，經水不来，而寒熱欬嗽，日無間斷，據說嗔怒病起，其象已是勞怯，鬱勞經閉，寂不易治。

經産淋帶女科集治　五十四

掃葉莊方案

人参　燕冬术　廣皮　茯苓　炙甘草　白芍

形冷驚怕。旬日經淋漏注。心怔悸若懸旌。自七八年産後致病。夫肝主驚。腎主恐。産病先虚在下。奇經不為固束。急急温補固攝。仍佐通藥。其力可到八脈。紫石英　茯苓

人参　烏鰂骨　鹿茸　炒枸杞子　沙苑蒺藜

悒鬱内損。經阻筋骨皆痛。損傷不復。即起勞怯。温養流通。望其鬱痺氣血和融。若但清熱見血理嗽。百無一治。

當歸　生杜仲　桑寄生　炒枸杞子　生鹿角

遇勞氣洩胎墜。胎去下焦先空。足冷腰脊皆痛。陰陽兩損。但以温養補之。懷孕即止。　歸身　肉桂　白芍　茯神

人参　沙苑蒺藜　枸杞子　雄羊内腎

產後失調。舞勞下損。必映奇經。心腹痛寒熱。脊瘦腰痠。形肌消爍殆盡。若縷縷而治。卽是夯極。凡痛宜通補。而宣通能入奇經。患者年廿四歲

人參　鹿茸　當歸身　炒黑杞子　沙苑蒺藜　炒黑小茴香

又方人參三錢　熟地五錢　紫石英一兩　肉桂心分後加　枸杞三錢

自產後五日。惡露漸少。遂卒然右脇下痛引少腹。手不可按。身體不能轉側。此乃卧着于右太早。致敗血橫行入絡。痛甚神迷昏亂。皆瘀腐濁氣上冒胞絡矣。此屬產後重病。夫痛則不通。議宣通脈絡之壅。

生蒲黃　乳香　蘇木　益母艸　五靈脂　黑豆皮　西琥珀末

黑珀失笑合方。惡露已下些少。而痛勢不減。此乃重病藥

樣葉莊方案

輕。瘀濁錮結。必有脹滿浮腫喘急之變。議用回生丹。熱童便化服。 回生丹一丸

蓄血有如狂喜忘症象。今絡中瘀聚。還注于衝脈。所以右胠痛緩。而少腹痛脹。大便粘膩白滑。亦瘀濁之化。但必前通溺濁。不致凶危。即痞瘕癥瘕。猶可緩商調治矣。

大黑豆皮　杜牛膝　炒烟盡五靈脂　熱童便

西琥珀末　炒查肉　老韭白

絡通痛減。病已挽回。但少腹餘氣瘀留。衝脈不必以宿瘀佝僂。為重。只宜溺通瘀下。斯為得矣。用交加虎杖合方。加炒靈脂

鮮生地　薑同搗汁和服　大黑豆皮　琥珀末　川楝子

炒小茴香　炒小茴香　炒靈脂　白花益母膏丸

接服 沙苑蒺藜 桂圓肉 炒小茴香 炒杞子
當歸

炒菟仁丸方 生鱉甲八錢用酒醋熬成膏 當歸三兩 炒查肉二兩
炒黑小茴香 酒炒香附二兩 炒桃仁三兩 膏丸每服三錢

五旬因怒暴崩，繼而氣冲脘悶嘔吐。此陰既走洩，陽升鬱冒竅，多暴厥。
烏雞一隻炙 阿膠 湖蓮 生地 茯神
天門冬 女貞子 川石斛 麥冬 甜北參 膠丸服

經遲，既通兩日驟止，新婚未及半月，溲溺痛，腹中有形，恐延淋帶，當通陽宣濁。
老韭白 兩頭尖 炒黑小茴香
杜牛膝 當歸鬚 益母草

自雍正八年八月間生產血暈成疾，當七八朝後減食斷乳，發渴，噁心，便難，至今經水不通，飲食減少，每交節候常覺倦憊。或稍勞碌。及偶着寒。即手面浮腫。喉痛面赤。腰痠。服温補之劑。稍得效驗。兼有帶症。容易惱怒。今年飲食畧好。小腹膨痛。便燥有血。或便溏不爽。

紫石英　烏鰂骨　人參　當歸身　卷栢　桑寄生

川石斛　淡蓯蓉　天冬　栢子霜　桂心　禹餘粮

枯黄芩　遠志肉　川楝　蜜丸服

三月小產。宜涼營固下。

雄烏雞一隻　青蒿汁熬膏　生地黄

阿膠　天冬　知母　白芍　子芩　建蓮　桑寄生

悲泣過甚失音。經言憂則傷肺。及讀病原。向来左脇有形。形。春令陡發衝氣。神迷氣急若厥。更問經来先期三日。月月如此。夫左脇屬肝。肝為風臟。内寄相火。凡人身之氣左升在肝。右降在肺。升太過必降不及。為木火反戕柔金。醫經逆乘謂賊邪。實難向安。情志之恙。皆曰內傷。怡悅調養。可望漸和。非朝夕改之。藥圖僥倖者耳。

甜北沙參　麥冬肉　清阿膠　鮮生地　鱉甲 刮光 醋炙

生左牡蠣　丹參肉　鮮生地　大冬肉　茯神

胎前欬嗽。產後更加失血。脈來左數。咳甚嘔吐。是下虛氣逆衝。任內損。醫屢投肺藥。必致延為蓐勞。斷乳調理為上。

都氣丸 四錢　滲鹽湯送下　十服

火升心悸。耳鳴少寐。月經遲。患者時年廿八歲

生地　阿膠　茯神　女貞子　柏子仁　天門冬

小產後去血過多。陰絡空隙。氣乘為脹。兩年食減。腹現青

埭藥菴方案

筋已屬錮疾。　腎氣丸

奇脈空虛腹中瘕痛。溫補佐以宣通。其力可以入八脈。

鹿茸　白製鹿角霜　生紫石英　禹餘糧　大茴香

歸身　炒黑枸杞子　生杜仲粉　同州蒺藜　補骨脂

用滚水入鹽少許研開。蒸餅為丸。丸須細堅。空心開水下。

因勞胎損一月。

人參　當歸身　茯神　白芍　棗仁　桂心

膏方

人參　當歸身　沙苑蒺藜　鹿角霜　桂圓肉

茯苓　淡蓯蓉　枸杞子　熬膏服

安胎。

人參　生杜仲　蘇梗　茯苓　砂仁末

川續斷　廣皮　建蓮肉

丸方　烏骨雞　鹿膠　女貞子　生地黃　茯苓

烏鰂骨　旱蓮艸　枸杞子　湖蓮肉　膠丸服

妊交三月。

蘇梗　炒白芍　茯苓　砂仁末　生穀芽　廣皮

丸方　生地黃　天門冬　製首烏　川石斛　桑葉

阿膠　胡麻　女貞子　茯神　蜜丸服

產後潮。

山查　黑豆皮　益母艸　炒砂糖

又方　細生地　澤蘭　黑豆皮　丹參　茯苓　炒山查

又方　栢子仁　茯神　細生地　麻仁　丹參

丸方 人參 桑螵蛸 川續斷 毛鹿角 炒小茴香
土炒歸身 茯神 砂仁 醋炒元胡 青皮 益母膏法丸

熱勞。丸方
生地 胡黃連 川斷 白芍 阿膠 丹參 茯神
湖蓮肉 女貞子 烏骨雞膏為丸

腰痛。附方
人參 杜仲 熟地 歸身 鹿角膠 胡桃 杞子
三旬有崩漏。形體日加充壯。此皆發洩外盛。內虛如背部
周身肌腠之中熱烘。肢體皆為動搖。陰液內乏。陽風旋鼓。
病能篇云。諸風掉眩。皆屬肝木。風木不寧。陽明脈空。暴中
暴厥。皆由此而起。 細生地 柏子仁 麥冬 阿膠

生白芍　茯神　冬桑葉　北沙參

此氣血不和。脈絡不通。為脹。用大鍼砂丸。脹減。其經水仍阻。左脇宿瘕久聚。此病根未去。　炒熟桃仁　生牡蠣　炒黑小茴香　炒延胡索　粗桂木　生香附

經遲。心腹痛泄瀉。十五歲　四製香附　川芎　延胡索　當歸身　南棗肉　煨木香　紅棗肉丸

胥脇刺痛。虛里尤甚。頭暈跗腫。形寒。臨經諸病皆集。此病久入脈。損傷。調經和養氣血。不得見病治病。

川芎　沙苑蒺藜　桂心　鹿角霜　小茴香　茯苓　炒枸杞子　歸身　益母艸膏為丸

寡居獨陰無陽。下焦常冷。瘕泄帶下。腰髀入夜痛甚。自覺

腸腑膜脹而胸次似高突腹形未見膨滿凡諸腑皆陽陽微必陰濁来聚初夏曾定溫通奇經法原效夏秋時邪暑濕客病貽延痛復如昔立冬後十日診議

人參　川桝　小茴香　鹿茸　補骨脂　茯苓
歸身　熟附子　胡蘆巴　蒸餅煮糊為丸

帯下眩暈心嘈熱背悪寒經来漸遲屬陰虛奇經損傷　卅五歲

細生地　茯神　續斷　牡蠣　阿膠　生仲
栢子仁　湖蓮肉

思慮憂愁謂之鬱氣血暗傷肌肉日瘦不食不寐心中時覺昏憒是皆內因之症釀痰為痼枯槁成損必得情懷開曠斯鬱結可開目下用葯因夏秋失血以来倏冷忽熱脘

悶胸痛。自天柱挾脊至腰。痠耎如折。不但營衛偏欹。八脈皆失其職。司先議宣暢脈絡。勿以滋滯補澁。

鹿角霜　當歸　炒枸杞子　茯苓　沙苑蒺藜

川桂枝　小茴香　炒香附

陽浮汗泄。如飢忽脹。眩暈麻痺。產前心痛。謂之子懸。病起於產後。由肝腎内虛。真氣不自收納。内風擾旋不已。病傳陽明。脈絡。筋骨不司步履。乃沉錮之疾。

河間地黄飲料中去其附桂二味。餘藥熬取自然膏。

連次小產。初傷衝任。久而督帶蹻維皆傷。八脈不匀約束。陰不下固。陽乃上浮。如經後期。淋帶。晨泄。上熱下冷。浮腫。脊痠。腰垂。耳鳴。不寐等症。久損不復。必以從陰引陽。通固

[illegible]

兼用。若非積累工夫。未得旦晚得效。

人參　炒焦當歸　補骨脂　茯苓　青鹽　紫石英

鹿茸　炒黑小茴香　生蘄艾　蒸餅丸服三四錢

小產未復。繼為血崩二次。腹中刺痛。帶下不已。當固衝任。

使絡血生聚。可望經調。　鹿角霜　當歸身　紫石英

炒黑小茴香　沙苑蒺藜　枸杞子　炒黑蘄艾

熱升衝咽。欬嗽不止。兩足冷如冰。而至骨。脈得細促。先天

最弱。幷年不肯充長。尚經水忽閉。勞損難治。

滋腎丸三錢　六服。早上淡鹽湯送下。

久病形神日消。脈象兼大。是謂脈無胃氣矣。上年夏季曾

診便溏腹痛食減。舒肝健脾疎補。春進安胃丸。總無效驗。

此生氣不至。女子當天癸將通之年。經脈氣機怫逆。久鬱熱聚。漸爲枯涸之象。議用汪石山鬱勞治法。

湘蓮肉　川芎　熟地　青蒿　查肉　歸身　香附　白芍

蓐勞下損。不獨病屬八脈。則延及三焦。晨泄嘔食。心熱下冷吸短。寒熱。用藥豈有止嗽清熱之理。扶得胃氣安穀。月事仍來。方得回春。

異功加南棗

怒勞血吐成形。月餘再吐。自述少腹常痛。夜必身汗出。必經水得通。可免乾血勞怯。

醋炙鼈甲　炒山查肉　胡黃連　炒桃仁　炒元胡索　茺蔚子

經來甚少。脈左堅搏。仍然咳嗆嗽涎沫。夜熱汗出。肝血內枯已屬勞損。宜進甘緩。以養肝胃。令其納穀。庶可望愈。若見熱。投涼。希圖治嗽。胃傷速斃矣。

生地　沙苑蒺藜　女貞子　阿膠　石斛　黑梔

停經九月。少腹重墜而痛。及診少陰脈濇小。並非妊象。且衝任虛餒。怕其暴崩。八珍湯中加入砂仁

經先期三日。熱多寒少。脈右弦大。血分偏熱。治厥陰瘧。邪窒在血。

生鼈甲　青蒿梗　冬桑葉　炒桃仁

川貝母　炒牡丹皮

暴崩去血過多。絡中空虛。浮陽挾內風。以心悸筋脈痠爽。奇經病也。

熟地黃　女貞子　白芍藥　清阿膠

旱蓮艸　湘蓮肉

冬季腹大。大便不爽。以通陽泄濁。初投相合。久則不應。寡居獨陰無陽。鬱慮至少腹結瘕。其病根在肝。五旬外正氣日衰。邪不可峻攻矣。

六味湯中加入　茴香　川楝子

陰傷于下。熱氣上冒。脈左堅數。慮其失血。不可強迫通經。

丹參　柏子仁　茯苓　澤蘭　牡丹皮　生麥芽

附録調經種子良方

此係原任提臺陳大人所傳。屢試效驗如神。　論曰夫調經之法。在乎肝脾。脾統血。肝藏血。如鬱怒傷肝。思慮傷脾。使脾虛不能統束。肝虛不能藏納。多有經氣不調之患。氣一縱則血不隨。血不隨則痰如蠭起。肢體困倦。面目瘦黄。日晡寒熱。晝靜夜熱。心胸脹痞。腰背痠軟。飲食無味。神不安。赤白帶下。久無孕育。或致半產。俱是經氣不調所致。

此藥宜多服。必生雙胎。屢驗。

香附一觔。去皮打凈。此藥性溫無毒。忌鐵器。分作八分製。

一分 酒浸。和養血氣。

一分 童便製。滋離中之陰。

一分 小茴香艾葉各二兩。同浸炒乾。去茴艾。補腰滋腎。

一分 醋浸。開氣解鬱。

一分 鹽水製。清坎中之陽。

一分 鹽 益智仁二兩。全浸去仁。滋腎強陰。

一分 萊菔子紫蘇各三兩。全浸炒乾。去蘇萊二味。化滯開滯。

一分 薑炒。化痰。

右製法。春秋浸三日。夏浸一日。冬浸五日。製法完凈。同入砂鍋。加蘄艾四兩。無灰酒隨煮隨攪。色黑為度。使氣完固。平燥性和。調經順氣。女人之聖藥也。血氣之疾。俱不可缺。

珍之寶之。再用後藥開左。

當歸身 四兩。酒浸。養血和氣。

撫芎 二兩。開鬱平肝。

人參 二兩。益氣寧神。如無人參亦可以白毛烏骨雞一隻代之。另有製法。（如用小山參）

天門冬 二兩。去心。

酸棗仁 二兩。微炒。清脾安神。

白茯苓 一兩。乳浸去皮。

麥冬 三兩。補血潤肺。

白术 二兩。土炒。健脾理胃。

元胡索 一兩五錢。炒。推陳致新。

條芩 二兩五錢。酒洗。清三焦安胎。

白芍 二兩。酒洗。消瘀平肝。

生地 四兩。酒洗。姜汁拌炒。乾。生血凉血。

熟地 四兩。酒洗。姜汁拌炒。益精補血。

炙甘草 九錢。溫中益氣。

萸肉 三兩。生精益元。

益母草 四兩。酒洗。行氣養血。

橘紅 三兩。清痰理氣。

阿膠 二兩。蛤粉炒成珠。

砂仁 一兩。寬中理氣。

掃葉莊付梓　調經種子良方　六十三

見聞摭拾附錄

康方伯傳海上仙方

海參一斤 酒洗去砂，熬膏。

猪脊髓十條 去血絲，打極爛。

龜版膠四兩 酒化

杜仲八兩 鹽水泡，炒斷絲。

鹿角膠四兩 酒化

兔絲餅八兩 酒化

紫殼核桃肉一百枚 生打爛

羊腰子十枚 挑去血膜，生打極爛。

甘州枸杞子四兩 炒脆

破故紙四兩 鹽水炒

淮牛膝四兩 酒洗

當歸身四兩 酒洗

巴戟肉四兩 鹽水炒

右劑各碾細末。先將羊腰、猪脊髓、核桃肉各搗如泥，然後和龜、鹿、海參等膠，杵勻，入石臼中，將諸藥末拌勻，杵

[illegible]附錄

至八九千下。方可為丸。丸梧子大。每服三錢。初服于七日內。每日晨晝昏三次。用淡盐湯、開水、黃酒換次送下。服至此日後。只于清早淡盐湯送下。或用開水送下服餌亦可。

此方丸劑艱於嗣育者服之。頗有應效也。甲戌清和之初因。

菊溪先生以掃葉莊方案囑鈔。其卷後有一瓢老人附錄軍門陳公所傳調經種子良方一頁。竊思陰經既調。陽不健運。則亦不能成其化育之功。適於殘編檢得此方。附之於末。質諸高明。不識云可否。

黄澹翁醫案

黄澹翁醫案

《黄澹翁醫案》四卷，清稿本，四册。清黄述寧著。黄述寧，字澹翁，生平未見記載。據是書所載患者里籍，多見揚州、泰州、江寧、徽州、天水等地，故推測黄氏應爲江浙醫家。又據是書卷一所載『湖廣撫臺劉諱殿衡太太案』，可知黄氏約生活于康熙年間。考劉殿衡，康熙三十八年（一六九九）時任湖廣巡撫，康熙五十六年（一七一七）逝于任上，則此案診斷時間當在此間。是書卷一末醫案診于『乙酉八月』，據之可推知是一七〇五年，則是書的成書年代，亦當不晚于康熙末年。《中國中醫古籍總目》定是書成于乾隆年間，宜誤。是書有一九二〇年無錫周小農序，無跋，無目録。以白紙抄寫，無行格，書高二十四厘米、寬十五點四厘米。抄寫字體精美，堪稱佳品。每册首葉鈐印章三枚，依次爲『紹興裘氏』『讀有用書樓藏書之章』『中華書局圖書館藏書』。

是書中偶有貼頁，如周小農序，即是以貼頁的形式粘附于卷首。據周氏序所稱，此書原是裘吉生所藏，郵寄給他校勘。周氏在無别本可據的情况下，訂正五十餘字，所訂内容多是俗字、訛字，或不通之辭。據此可視此書爲周氏之校勘本。是書收入世界書局《珍本醫書集成》中，每卷除題『無錫周鎮小農别署伯華訂正』外，尚題『浙江杭州桂良溥重校并句讀』。今檢是書，該題亦見于卷一中。另將此書與《珍本醫書集成》本相較，其中校勘之處，《珍本醫書集成》本多遵校改，故知是書乃《珍本醫書集成》所據之底本。是書中有鉛筆勾畫痕迹多處，如以箭頭的形式指示某行字上提至行首，或與下行接續等排版要求。是書除世界書局《珍本醫書集成》叢書本外，另有單行本于一九三六年發行。綜上，則是書有《黄澹翁醫案》精抄本、周小農校勘稿本、《珍本醫書集成》所據排版底本等多重性質，層層包裹，十分複雜，從稿抄本的角度，具頗高研究價值，故今收録是編中影印出版，以存其真。另外，是書卷一前兩葉載録葉天士醫案數則及『生父學菴公醫案』一則，依周小農序前勾去的識語『此書原名《葉黄醫案》不通，葉案僅弍葉半，宜删去，成爲黄氏一□□□』可知，《珍本醫書集成》本删去未録，今影印抄本予以保留。葉天士與黄澹翁當爲同時代人，所録是否見載葉氏遺著待考。『學菴公』待考。

是書卷一、卷二載黄氏醫案五十餘則，病證涵蓋傷寒、内科、外科、婦科等，雖未作病證分類，但真實地反映了黄氏臨證診療思路及用藥規律。每案詳載患者基本情況、病證特徵、舌候脉象、病因病機、治則治法、擬方用藥，但無藥物劑量。部分醫案後載復診及藥物加減。如載梁埸胡安明患者咳嗽、腹痛、囟會不仁醫案，首診、復診的記録竟達八次之多，病證出現復發、傳變、由實轉虚等多種情况，均詳細記載。卷三、卷四的内容，周小農以爲并非醫案，而係附方。今據是書，發現確有醫方性質，共五十七則，以内服方爲主，所療疾病涵蓋疥瘡、羊癲瘋、腸風下血、楊梅瘡、喉疳等雜症。除内服藥物外，亦有外治法，如治療腹痛用『千里馬（即大黄）烘熱熨之』。又如用薔薇根煮湯漱口，治療因營熱所致牙舌爛痛，簡便實用。

是書所載患者主要爲平民布衣，但亦有侍御蔣和凝、刑部左侍郎錢爲城公、湖廣撫臺劉殿衡太太等，又有太倉名士錢樸齋等，可見當時黄氏醫名顯赫，值得關注。書中所載黄氏的診療經驗、用藥規律、驗效方等，也對現代中醫藥臨床具有一定的參考價值。

（于業禮）

目録

第一册

第二册……二六五

第三册……二八九

163

黃澹翁醫案 一

黃澹翁醫案小叙

黃澹翁醫案二卷附方二卷爲紹興裘吉生君藏書郵傳至錫屬爲勘定以其才淺識薄且無副本可校僅爲訂正五十餘字至文字語氣一仍其舊攷黃君自述於時邪危痾調理雜症均得心應手附方亦多徵驗以之傳世足以裨益醫林發揚舊學爰書數語以誌景仰

民國九年十一月　無錫周鎮小農别署伯華謹識

葉天士先生諱桂醫案

中年色蒼脉濇耳後頷下皆少陽陽明經脉之界結形堅硬經年始潰上年春秋湧血有聲仍飲食未減乃體質偏熱處事煩冗令熱升氣逆引動絡血矣

夏枯草　黑山梔　昆布　香附子

大貝母　海石　海藻　粉丹皮

神粬漿丸

胸脇引背痛目恙常發痔瘡已久問食少不能耐勞久病傷元不宜攻伐以養肝和胃治

枸杞　首烏　桂元肉　菊花
茯苓　穀精草　小黑穭豆汁加蚕丸

面色光亮，舌瘖無言，右肢偏發，此腎虛氣厥，舌絡不足，則語塞不出，宗河間地黄飲子。

胸脇腰背牽引而痛，勞動即發，欲得撫按，乃勞則傷陽，氣弱不主流行，腹中有形，是氣聚為瘕，經色變淡，金屬虛衆，乃八脉久虛不和，未必驟然獲愈。

當歸　肉桂　桑寄生
鹿角霜　撫芎　蘄艾

初病發於夜久則晝夜皆發起於陰經干於陽位面色亮脉微弦
述背脊隱痛而胸脹嘔吐即至議從腎厥胃痛治
附子　桂枝　淡乾姜　蓽撥
茯苓
面無華色久瘧便滑不能忍足腫且冷顯然腎虛已極下焦無陽
津液不升渴飲不解此屬大症
人參　茯苓　炒黑茴香
禹餘糧　補骨脂
葉天士先生診

生父學菴公醫案

中年以後形勞神疲病由動極陽擾絡脉聚血日枯氣乘隙攻絡痛乃前後相映内經論痛皆主絡脉但經言客氣犯絡每主辛温苦泄尊恙是積勞内傷不與客邪同推即如肝病三法曰辛散曰辛補愚按氣雄者為辛散而温潤者為補補肝方法最少須知肝體最剛燥理必摧折又云治肝不應當取陽明夫胃為陽土亦惡燥烈仲景於陽明篇中必曰存津液為要忌汗利小便犯刦胃汁之律况厥陰之木必犯陽土與少陽篇章之後即列太陰九條陽木必傳陰土其旨同也

詹翁

辛補緩肝

桃仁　歸尾　栢子仁

巨勝子　青葱　引子

黄澹翁醫案卷一　先生此墨本

黄述寧澹翁先生

無錫周鎮小農

浙江杭州桂良溥

句容楊慶侯左寸關空耎極矣血已大虧左尺亦弱精元甚衰右

關甚弦脾土受尅難以生金而肺氣致虛據症傾後有蝋爪紋

胃脘痛極年餘以來每發食物即止近將一月審此乃血瘕為崇已成虫矣

延胡索　當歸尾　楝根　百部

川連　桃仁　紅花　使君子

生地　千年健

楝

服前方二劑痛減解虫二条加鶴虱痛大減又解去虫二三条

蟹爪紋退丸用四物加川連百部白术白蔻

管修五右關尺弦急不倫非龍雷之火而何火之性善行而數變動則升靜則降此一定之理也今每於安卧時升日間轉安此

潛伏水底之火靜極而動非納氣歸元未必效也方用金匱（濟生）腎氣去牛車加麥味沉香

揚州吳申錫先天本弱又不謹守夢洩神虛腿酸腰痛肢軟怔忡丹田如降精之狀每洩後則丹田疼痛四肢頭頂（項）搖動不寧督脉常熱先擬來字病源訂一清督養肝之方

生地　丹皮　山葯　茯苓

澤瀉　白芍　巨勝子　杜仲

地骨皮　龜膠　（青）閑挑盐為引

復來診脉六脉耎弱如遊絲訂丸方

六味加　天冬　麥冬　人參

白朮　通膠　鹿膠

右藥製成以十分之一入羚羊角末二錢蜜丸先服後再接服

九分

揚州汪煥臣間日不寐怔忡耳鳴糞後便血紫色小便多秘不等大便或溏或泄飲少多少不等上四部脉耎弱兩尺水火俱衰脉訣云耎而弱者濕家裡恙乃寒濕凝於血分徒服養神安心之品何益哉

秦艽　萆薢　蒼朮　厚朴

澤瀉　荊灰　赤苓　神粬

丹陽又周右尺命門之火獨旺上炎三焦以致消渴小便多將一年矣當急戒酒色調理方無增病之患方用黄連猪肚丸

川連　陳皮　花粉　茯神

知母　麥冬

揚州孔内眷十六歲起腹中有塊跳動有孕則不動今已四十嵗二十餘年不消潤如三指長將三寸按之火熱不疼在臍四圍

用稜遂聚寶丹

泰興潘有成陰癲卵核之症硬筋寸許小便莖中痛頻頻解帶白

五

濁小腹脹墜　據脉腎肝兩部弦數必因已前陽痿時服熱藥過多陽雖舉而有此病後又服涼藥以致筋縮皆徼成之病也

木瓜　茅朮　荔核　牛膝

當歸　白芍　萆薢　秦艽

甘草　黄栢　冬葵子　海金沙

梁垛場胡安明咳嗽聲啞寒熱往來吐白沫臍腹痛小便赤大便黄去年十一月起顱會不仁本年八月來診按脉右尺寸不足關滑大左三部奕數據此乃脾胃有留滯之象當先理之

陳皮　枳殼　山查　炙草

赤芍　神粬　半夏曲

服此方三劑腹中响暢解大便一次今右關好些咳亦減沫亦減

加澤瀉八分右關滑大之象全退所以腹痛除白沫少寒熱減

小便淡咳仍舊飯後脹

赤苓　陳皮　神粬　穀芽

甘草　白芍　澤瀉　黃芩

木通　半夏曲

中烁前一日右關又有弦數之象鼻塞上火皮外熱汗當微解之

荆芥　防風　前胡　陳皮

甘草　桔梗　杏仁　半夏

服前藥二劑遍身有汗諸症退此、痰咳未減皮外微熱

桔梗　杏仁　甘草　前胡

柴胡　陳皮　神粬　枳殼

半夏

弦象無矣數尚有之咳減臥安但熱耳顱會已仁督脉熱不退

丹皮　白芍　鱉甲　遠志

甘草　胡黃連　地骨皮　柴胡

症隨藥減可喜但督脉熱不除為慮

加山葯　石斛　白朮　扁豆

人參　去柴胡 鱉甲　胡連 地骨皮

左手脉好右關復數大症見肚疼寒熱仍有大便溏日一次小便紅黃脉大好些症亦減未全清但體更弱

照前方加　神䴹　製首烏

按咳嗽生痰乃因痰致嗽痰去嗽止病責在脾內熱腰痛不耐久坐病責在腎所以初診即用理脾藥而腹痛減再服而止今脾胃脉雖和而腎脉尚不足之甚擬晚用資生丸早服大造丸自有後效

早服河車丸加下藥

茯神　甘草　人参　山藥

牛膝　龜板膠

晚服資生丸

胡亭直凡目脹清涕俱屬肝邪而右關甚滑則脾胃不清更重至

云目眵甚多則脾熱可知矣每至冬月有頭風之狀

二陳加　查炭　神粬　厚朴

麥芽　荆芥　防風　炒芥

枳殼

泰興李福周　餘脉俱好惟腎脉獨大乃火居水位為反常之病
所以夢遺多年近今不夢亦遺則為精滑矣
湯用八味減山萸加麥冬　兔餅
丸用六味加　蓮鬚　芡實　山　丹
兔餅　牡蠣　龍骨

徽州吳希魯　痺痛將十年矣大筋短耎拘攣難於伸屈咳嗆牽
引俱痛症乃風寒濕三氣雜至相合而成為時已久不能解散
只可養血榮筋徐徐調治但此治法見效紓緩不能一時見功
脉肝肺勁急

秦艽　當歸　白芍　熟地
生地　甘草　木瓜　松節
胡麻　桑寄生　威靈仙

六合王元昭六陰脉左關尺更覺沉遲右三部稍好據症上年心事不遂氣惱皆有繼之患瘧瘧雖止而腹左成瘧母未消怔忡近症督脉常冷牽及心胸四肢非大温補不效八味加千年健服前藥諸症稍減督脉知暖仍怔忡作脹

煎用八味加麥冬　棗仁　五味

丸用河車　杜仲　枸杞　麥冬

天冬　人参　遠志　棗仁
破故帋　千年健　兔餅　鹿角膠
天長縣盧覲揚左寸右關滑數要防泄瀉問之已瀉三日矣今當
一陰復生之始當助脾陰以資萬物
丸方　石斛　百部　苡仁
山藥　扁豆　芡實　黄芪
甘草　兔餅　茯神　白术
河車　阿膠　甘草　蓮子
玉竹膏

九

湖廣撫臺劉諱殿衡太太

據病源自從四十六歲上斷經至四十九歲因氣惱驚嚇隔三五日便到兩三日便回血總無多去年因勞碌着急因而每日皆到或一二次或二三次至今未愈年登五十從未生育其體豐隆素多氣惱

按此症從前非斷經乃欝閉也素問云女子七七而天癸衰四十六歲非當止之時況體質素厚又從未生育則血富可知矣豈反有先期而止之理乎血閉久則熱血閉久則污濁凝泣不得運行後因氣怒傷發動肝經衝開血絡不循故道遂有淋

滴不止之狀乃肝火血熱積瘀走也如不信斯言試問血色可知矣初起時色必有紫有黑有成塊腰必痛後則或鮮紅或淡黃水而成涌下病矣此症久之不愈或成崩決或成膏淋膏淋者所解小便鏇漩面如油光彩不定鏇即澄下凝如膏淋或如綿絮或如脂油皆其所化之症也倘現此症另有治法今將因前治法条分於後紫黑成塊則用此方

羚羊　蘇木　當歸　甘草

生地　川芎　白芍　欝金

澤蘭葉　引加紅槿条花枝全煎食前服

鮮血或淡黃水則用此方仍間日服金丹一丸

當歸頭　白术　丹參　阿膠

續斷　地榆　白芍　熟地黃

杜仲　蘄艾　人參　寶珠山茶花七支

如未全止則用胎產金丹一丸用童便好酒和勻空心服

畢邑洲　濕熱下注脚氣

木瓜　牛膝　當歸　蒼术

白术　苡仁　萎蕤　防己

茯神　萆薢　楊梅核內仁

9

酒方

松葉　玉竹　蒼朮　歸尾

松節　苡仁　五茄皮　海桐皮

忍冬花

如服此藥後間或小發作痛則用萞麻子仁去壳一錢蘓合香油末一錢同搗勻貼足心其痛自止往後不發則已若再發則用後方除根

脚氣發必痛腫用羊角燒灰存性研細末好酒調稀敷痛處腫處煖卧取汗永不再發

丁餘寔　胃中有濕痰大便滑泄酒後更甚

十一

大半夏整者用八兩礬水浸一宿換清水洗五七次晒乾切碎用生薑自然汁浸一宿次日晒乾用四兩

胆南星　川黃連　白豆蔻　廣皮

白朮　茯苓　甘草　苡仁

山药　白蒺藜　澤瀉

用葛花八兩煎濃米糊同丸綠豆大每空心服一錢臨臥二錢用開水下

揚州張名眉痰飲十餘年每二三月或四五月一發發則人事糊塗論脉沉小無力乃水衰火盛腎氣不足

熟地　山萸　陳皮　半夏

山药　泽泻　茯苓　丹皮
远志　石菖蒲

江宁吴以善左尺寸皆濡弱关洪大有力右寸关滑数右尺更小少神

按此症乃肺胃两经有痰有火心血不足肾水不充肝火有余助土为瘫以致湿热过甚而生痰涎幸邪入胃腑不过嘈杂中宫土失健旺之令不能速其传送而已若入肝肺脏窍则有眩晕麻木木痹之症矣将来饮食宜戒气怒劳碌宜慎酒亦宜节饮为妙耳

十二

半夏　甘草　蒼术　茯苓

白术　厚朴　橘紅　膽星

沉香　天麻　蔻仁

方既白丸方手大指屬肺手掌屬心此二處肉顫由心思火動肺氣耗傷

丹皮　丹參　天冬　麥冬

人參　茯苓　歸身　沙參

熟地　棗仁　生地　生甘草

貝母　栢子仁

泰州周漢極去年正月因急蹐傷氣以致飲食噎塞皆起初入口則有之繼食亦能下近日則只能食粥乾物不能矣然初入口即薄粥亦嘔從前之痰尚稠近則皆涎沫矣

診脉六部皆弱而兩寸關兼澁是中宮之瘀滯使然治法以和氣化瘀為主

得食即吐知為火停久而來却是寒久病胃虚因不納或緣氣逆與停痰食填胃口多生嘔新穀如何得下關欲辨熱寒虚寔候大微遲數脉中參今兩寸關濇而弱乃胃虚而有瘀故治法不敢急攻徐則可知

十三

初診用四物加延胡索　香附　鬱金
　　白蔻仁　廣皮　枇杷葉
復診得食仍嘔而兩乳傍脹而且痛乃瘀滯谿而未行之故大
便燥結　藥加五灵脂　生蒲黄　桃仁
又診濇脉少退瘀滯稍行胸膈之脹達大便糞色紫黑之物尚
未下淨　藥加藕　梗　枳　實
又診右濇脉全退大解已見黑色初食上焦仍脹吐一口則愈
胃冷身亦寒惡寒不知飢餓
藥減生地　赤　芍　加砂仁　炮　薑

12

又診六脉虛而遲凡飲食入胃必脹而吐吐出之物極冷小腹亦脹據此仍屬虛寒前方服之瘀雖下而未盡今天氣寒背心怕冷而脹暫用理中湯加桂　理中湯去甘草

加紅花　千年健　川椒

天寧州賈鳳來血症五日一次計患病五十五日吐血十一次其來也先三日左脇作脹至期則夾窩皆脹發申酉戌三時余診其脉左關弦數而結滯問五十餘日曾發寒熱否曰第一次有寒熱一吐而解予曰此外感邪熱客於少陽留於募原邪熱與衛氣相遇夾血上行故五日一次如瘧之應期至也以血症藥

十四

以

治之故不得應手乃用小柴胡湯去半夏

柴胡　黄芩　甘草　白芍

桃仁　苘梗　服四劑而愈

朱姓水邪射肺喘急不得卧前醫投以蘇子降氣湯罔效投麥冬五味沙參增劇盖伊等初診以為肺邪有餘及不效又見汗多脉沉小則認而為虛議補不知汗多乃因肺竅不利陽不衛外其沉小正水飲之脉乃用

葶藶　桔梗　桑皮　胆星

一服而卧調理半月全安盖諸人為脉所悮而予之認定不疑

者亦即在右部寸脉也

天埸岔港趙姓婦人年五十餘因悲傷之後頭腦拘緊耳中蟬鳴不間人聲其鳴高下大小不齊每一大鳴則從腦後督脈經而起病於乙酉八月起至丙戌三月就診從前服過芎芷細辛菖蒲橘半射（麝）香不效右關微弦尚未大敗左關虛微如毛審是下焦真陰大虧火無所戀以至上炎因用歸芎夏枯草龜板地黃以養陰山萸五味女貞以收斂肝氣磁石硃砂吸心火以下歸於腎一二服而頭目已清越半月餘而症減八九應對如故矣乃照所服丸方斟酌丸藥令其回籍調理

東鄉馮巷馮姓瓜州典鋪生理喉中如有小核項下頤下皆脹前醫投以香燥利氣之葯愈甚予審其陰虛火炎以致氣結乃用六味加歸芍龜膠麥味及沉香些少服二十餘劑而大减照服丸料而痊

姚紹箕三媳嚴氏妊娠八月耳底巔內作痛項下頤下牽脹十餘日不寢不食矣予初診即留紫云風寒客於耳內痛連巔項因十日前未曾解表留連至今風化為熱氣滯血凝耳底頤項乃少陽陽明之界當以疏風為主兼用活血風自滅之說乃用羌活獨活柴胡秦艽川芎當歸香附防風之藥一服而平然後知

前投之地芍梔連乃令寒凝而痛愈增也

乙酉八月應揚州西山林宅之招病人號孝思係時邪已十三日初起發表即投芩連梔粉繼以石膏以致元府外閉表邪内陷身熱足痛舌乾如鍋焦舌強不圓胷前至下午即脹不可忍脉象左手三部皆洪弦而數右三部亦然但洪大之中有結滯繫濇之狀乃為前大劑石膏所逼遏也附錄方案足痛肌膚燎微喘表未解也舌枯口乾胃為心肺之徵邪熱内陷也胸滿脹痰滯結氣不清陽明之裡症也三者以存津液為急經云開腠理則津液通解表以提出内陷之邪尤為急中之急又恐轉手不

及兼用前人充拓胃陰之說尤為清痰導氣方用

葛根　柴胡　秦艽　小生地

知母　廣皮　枳殼　大貝

黄芩　生草

服後汗出照方加

香附　厚朴　桔梗

下午胸前脹悶因用草果　廣皮

以探吐乃嘔去痰涎宿食多許其時汗更多是夜輾轉不安至

早身凉調理半月而安

黄澹翁醫案 二

錢朴齋失血嘔吐服甘寒之藥而效月餘復吐診脉右寸洪滑餘俱沉弦所食者少而所吐者多症屬有寒有熱初用旋覆代赭湯加竹瀝不效繼用二陳加木香沉香不效湯飲不留半月遍身皆冷六脉沉陷夜半汗出欲脱細思寒痰痼結中下二焦非辛溫不通因用

吴茰　沉香　丁香　砂仁

蔻仁　廣皮　木香　鬱金

乳香　作丸以乾薑湯送之

至次日腹中微响手足或溫而旋冷三四日腹中大响飲食半納

調理半月而安

李六稼患二便不通四五日胸痛手不可近湯水不入又五六日呃逆不止氣促抬肩症由痰涎夾氣閉塞中焦肅清之令不降諸醫或以參朮理虛或以芒硝通下或以桂附引納腎氣卒皆不效至半月後症已九死一生所幸當門之藥未投因立案云痰氣壅塞中焦致使肅清之令不得下降經云病在下取諸上不治上中二焦雖日事疏瀹無益也方用

旋覆花　代赭石　沉香　陳皮

苦桔梗　葶藶子　廣木香　引加刀豆子

16

次日呃逆大減，小便即通，但粘痰每夜三四碗，胸痛不除。因更以前湯送牛黃丸，三服後痰、呃、喘皆止，飲食自進。又五六日，大便自通，調理月餘而安。

吳立夫，貧人也。患時邪四五日，寸關皆沉，手足逆冷，舌堆厚胎，腹大而痛，起卧不寧，雖診脉時片刻亦不自持，而人事甚清，乃陰燥也。以達原散去芩，加桂枝、炮薑，一服而脉出肢溫，三服而脉大，始復發熱。待其壯熱，復用小柴胡全方，一服而平。詢其初起之時，前醫已用凉劑，症乃因藥制成。時邪瘟疫之中本無陰症也。

二

仁和布夥妹姓陳寡居夏日患剛痙頭足反張口噤不語身涼無汗脉沉其口當未噤時曾言身痛異常至此刻並無聲音只輾轉床第而已因用仲景葛根湯右方治之一服能語言次服汗出脉出仲景之法應如桴鼓而世人每忽之

儀徵南門外金月之其人素患淋症因小便不通起卧輾轉數日後小便全閉間有涓滴微通即週身寒戰四肢逆冷六脉皆伏請醫皆謂體質素虛兼主膀胱不化之說連投補中益氣湯人參加至七錢予甫到榻前診脉後即問其人曰胸膈飽悶乎曰然因遍告其親友曰症係厥陰少陰伏寒投以補劑寒未去而

17

膈先滿三焦皆閉矣若不急於温散兼用消導將來或為結胸
或為二痉至於疝氣囊癰尚其禍之小者也方用肉桂元胡山
查枳殼青皮陳皮通草澤瀉諸医聚訟延至初八日深晚同道中
有起而置辨者曰因寒何以遇小便微通而病即來兩症似不
連貫我等均主虛淋予應之曰内經論厥皆主於肝又曰肝主
疏泄腎主閉藏今小便微通即便發厥乃肝家伏邪因疏泄而
觸動與衛氣相爭微汗而解與陰之瘧同一理也晚始進前藥
至二鼓小便微通稍覺寒厥至四鼓小便大通而厥去矣但因
向來出汗過多正氣虛弱而數日前參芪疊進壅塞胃口舌色

三

深黃此時攻補兩難乃用十味溫胆湯去五味子加鬱金元胡左脇堅硬始化而腎囊紅腫延及至莖予初切囑外科只宜調養胃氣為主

周婦人產後月餘感寒頭痛身痛背倫拨以羌獨芎蘇三服除前症不解反增嘔吐呃逆錯語神昏細審之曰太陽病服太陽藥不效必有故詢床側老嫗曰生養時去血過多乎曰然連日尚有血下乎曰從前已淨連日復下些許須因立案云汗因血奪寒氣無從洩越非養血則脉之濇弱者不活非辛溫則血之凝泣者不流因用羌蘇陳半乾薑當歸一服汗如注而解

18

曹婦産後左脇硬脹濁氣上冲痰喘氣急九日不得平卧漸至腹大如鼓四肢浮腫前服過補劑繼用攻伐降氣漸至昏沉用回生丹一丸分作四服以沉香胆星湯下連下六七十次諸症悉平

陳家集林舒言令弟上國之内産後重恙招往診病因産後惡露未盡生男數日而殤以致氣逆惡留腹大如孕手臆青腫飲食不進終夜坐起煩躁不寧小便不通數日前溏糞一二遍諸醫有慮其脾泄用四君五苓加土炒當歸不效因立案云産後汚敗不行始於衝衝任流於隧道以致脇痛肢腫冲胃阻食所喜

四

十

未傷心肺尚屬可治方用鬱金延胡歸尾沉香澤蘭香附砂仁和入回生丸丹連進二服燈後二便俱通左脇脹痛消軟調理五日而安

李書彝令正患小便不通投八正散不效詢知頭痛鼻塞因用前胡防風半夏細辛之劑不效午刻復召診其脉左寸關沉弦而細右寸微洪及驗舌色白如粉刺始知厥陰家寒與氣凝而昨昔之製軍尚欠斟酌也方用乾薑吳萸桂枝細辛鬱金元胡通草蔚香沉香雖夜間稍通而腹大氣逆嘔吐惡心輾轉煩躁舉室驚懷慌次早診其脉右寸浮洪而數左寸關沉細如無因以

左金丸服之嘔止因連進二錢四分至晚通利如注
楊姓婦人感冒時邪適當經到去血甚多血沒於初七日服他醫之藥自頂至足大汗淋漓神昏譫語直視摇頭肉瞤筋惕予按經水當期而到因客熱動血大損其榮與不當期而到及方到而忽止列於血室條者大有間别其客邪混於三焦者固已隨血而去乃因榮液虧虛陰陽未復此時若給以漿粥漸進和榮養血之劑一二日可愈醫者不察仍用時邪通套之劑以致汗出不止復傷其衛内經謂血奪忌汗之旨矣乃投以棗仁三錢佐以麥冬五味遠志歸地之品二服人事俱清瞤惕皆止詢其

年三十六歲幸體強血富而獲效耳

侍御蔣和凝五八胞痹已三十年矣近腹大便不調左關尤見枯濇病因精虧血少不能養肝厥陰不可洩之職木邪賊土而轉之機不灵似此當以溫和養肝調氣潤燥皆為切務又按寸口亦甚枯濇高源之水不潤燥金日久恐防臟結之患宜用丸方

山萸　茯苓　麥冬　人參

陳皮　當歸　瓜蔞皮　沉香

山葯　木瓜　牛膝　薤白葉

北五味　玉竹膏丸

20

吴黄疸症初服茵陳蒼术赤苓木通不效改服茵陳梔子六黄湯大小便通目珠不變詢其自病以來無汗因照原方去大黄用茵陳香薷白术黄芩山梔木通加葱白二寸桂枝六分三服而目珠淨白黄色大減此症於始於風寒襲於肌表初時經手之人未曾解表以致邪熱留於經脉故得桂枝葱白榮衛一和而即解

刑部左侍郎錢為城公下消症醫案腎虚不攝自應温扶但現在六脉浮洪畢竟陽旺於陰恐精耗肉削漸成損弱右寸関皆空歉左尺猶覺衰微司氣之官未免失守以致疏洩多而閉藏少

亦氣化之使然以益氣養陰兼靜攝為主

人參　麥冬　五味　沙參

遠志　白芨　龜板　黃芪

杏仁　蚕繭為引

丸方人參　黃芪　地黃　龜膠

麥冬　山萸　黃牛角炙　兔絲餅

菟

當歸　白芍　益智　於术

北五味　桑螵蛸

常州原任太平縣徐公諱培令郎醫案凡人之所以無病者皆恃

21

此氣之流行轉運故內經云大氣一轉敗劣乃去今少老爺積聚多年由小而大由少而多皆從此氣之凝聚而起其受病之地本在肝脾日久則陽亢於陰心痰凝於肺真氣虧弱一任痰火轉旋不能主持而眩暈之症作矣非真脫也但恐將來脾泄日久腹大積堅變成鼓症便不可治 佚方。

顏豐濯之媳經閉六十餘日慮其有娠以燒酒定粉(即鉛粉)下之其人素有痰症多年不發自服酒粉後便覺腹中微痛痛漸甚三日後夜間忽然暈厥牙關緊閉口有痰涎手足搐搦三更後求救於予令其覓蘇合香丸投之詎料齒關不開咽喉亦閉主人云明知

七

其不可奉煩卜其脉之遲早耳乃至榻前手屈而强已難於診脉而診脉三至筋一惕脉五至而筋或四五惕或五六惕予乘其不惕之時叅知脉伏狀浮洪滑數正知此厥也非絶也氣達則生氣閉則死若不加人力則待斃而已出至前廳語主人曰此症已預辦送終可容我一醫治否主云其如不能下咽乃笑應之曰我有下咽之藥乃用牛黄一分沉香二分黄連一錢猪牙皂角青黛各三分乾薑五分乃以小匙投之入口即大嗆後下咽數口復以皂角末投之連嚏數聲哼聲繼至主人謂予有回生之功予曰未也鉛粉之毒未除人事未醒非用大下之法

必將復變乃進小承氣湯加胆星竹瀝之藥人事稍明自言腹中大痛連進滚痰丸三日下白物如油灰者而人事大清矣時有興化之行乃留以歸芍棗志曲穀薑貝之方調理數日而安

蔣姓婦人産後汚濁不行又因氣鬱相觸臍上人骨下大如兩拳按之堅如石四圍充滿較之十月懷胎者而倍大蓋懷孕只腹大而胸口不高諸醫以調氣活血之藥投之不效因用回生丹四丸一丸分作三服當其肺氣喘逆則配以疏肺之藥肝氣冲逆則兼用伐肝之品三日後胸前之堅者軟少腹及兩脇之膨者亦消其人始能起坐猶以似八月懷胎之腹忽添心慌意亂

以

八

汗出脉軟惡露少下而大便無度只得暫停攻伐以八珍加沉香木香固其正三五日後神氣稍旺又復以通逐而小其劑初時只有濁物從二便出至此始得濁氣流通漸消如三月之腹又忽添少腹虛痛小便不禁竟似胞門大開之象非峻補無以收功又恐腹中餘剩之堅得補而固甚為棘手因與家傳胎産金丹十丸贈之令其每日服半丸以黄絲綿湯送之越半月而神旺腹消溲便知如常矣

有某姓氏患心漏二十年當胸數竅出血屢訪名醫皆云不治後形神枯瘁又疾苦腰行則傴僂韓子温授以後方服之月餘腰

屈復伸小漏亦愈且精神倍增後有吏吳汝蒭亦患是疾服此亦愈莫知其所以然

治心漏並腰痛方

鹿茸（去毛酥炙微黄） 附子（炮去皮臍） 鹽花

右藥為末棗肉為丸每服二十丸空心酒下

消暑丸

半夏一觔（陳醋五碗煮乾） 甘草 茯苓（各半斤薑汁和丸忌見生水）

畢舜琴之侄患腹痛醫至三四月不效已肉消骨離立矣有鄉人傳单方用楝樹根為末和紅糖食之下虫數百条查本草綱目

九

夷堅志載消渴症由耗精液用楝樹根皮濃煎加麝香少許

家傳類方

疥瘡方

大楓子　真川椒　水銀　松蘿茶葉

油胡桃　潮腦　油燭

治羊高風先用末藥

白牽牛（生熟各半）　檳榔　南木葉（不見火）　茵陳

猪牙皂（火煨勿令焦）

研末和勻大人三錢小兒一錢五分清晨冷茶送下瀉出痰如

皮鞋線之狀然後用藥除根

天麻　川芎各酒洗　天南星薑汁浸　秦艽

當歸　茯苓　白殭蠶炒　白朮極白

生薑汁打神麯糊丸黍米大硃砂為衣每服七十丸食遠白湯

下忌牛羊雞犬魚蝦諸血發物

又琥珀壽星丹

琥珀　硃砂　牛黃　犀角

栢子仁　棗仁　冰片　南星

先以白礬煮數沸晒乾次掘地一尺五寸許用炭火燒紅掃淨

十

以南星放下用好酒二斤澆之盆盖泥壅經宿取出焙乾同前藥為末薑汁同猪心血打糊為丸菉豆大每服五六十丸晚同燈心湯下

腸風下血方

用米𥻆酒豆腐漿入好醋少許和匀每空心服一碗

定喘實表散

黄芪　前胡　茯苓　甘草

杏仁　人参　陳皮　蘇子

丹皮　桔梗　麻黄根　川貝母

腹痛以千里馬烘熱熨之

牙舌爛痛用營實薔蘼根煎湯漱口

糞後下血

側栢葉　椶灰　柿餅灰　赤石脂

白芍　荆灰　白芨末　甘草節

右葯各等分甘草節加倍為末空心米飲下

腹中塊痛用千年健浸酒

遇仙丹

黑丑　白丑　三稜　莪术

茵陳　大黃　萊菔子　木香

檳榔　牙皂

聚寶丹

白茯苓　破故紙　茅朮　白朮

赤石脂　廣皮　青皮　生甘草

三稜　莪朮　老米　綠礬

醋丸

止帶丸

香椿根皮　木耳灰　付鍋衣　蕎麥麵

黄澹翁醫案　三

黃公述寧治男婦小兒傷食等症 方擬保合大和丸

赤茯苓　製半夏　廣陳皮

焦查肉　炒神麹　萊菔子

淨連翹　江枳殼　大厚朴

炒麦芽　甘草

右為細末水疊丸如桐子大每服三の錢白滾水送下

黃公述寧治小兒一切驚症 方擬神驗抱龍丸

大黃　野鬱金　明雄黃

白殭蚕　貢沉香　製半夏
飛滑石　明天麻　胆南星
真全蝎　真元射
右為細末用甘草戥煎湯化胆星為丸如圓眼
核大用硃砂為衣每服一丸金器湯和服
黄連膏治鵞掌風方
猪胰一具一見去油勿見水　川椒二錢
用好酒温熱將二味浸三日取胰擦手微火烘之外用葱醋薰洗

27

黄[illegible]治喉痈方擬噙化丸兼毒

甘草二钱　川萆薢二钱　柿餅二钱

桔梗二钱　琥珀五分　元參二钱

青黛三钱　珍珠七分　大貝二钱

硼砂二钱　牛黄三分　兒茶二钱

明雄七分　風化硝二钱　參三七二钱

右藥共為極細末蜜丸如圓眼核大每噙一丸化之

二

黄金述書治勞嗽咽啞作痛

甘草 二錢 風化硝 二錢 山豆根 二錢

桔梗 二錢 水中金（西呈鉛） 一錢 訶子肉 一錢

青黛 二錢 元參 二錢 獖猪膚 二錢

硼砂 二錢 川貝母 二錢 巴杏仁 二錢

兒茶 二錢 柿餅霜 半錢

右藥共為極細末煉蜜成丸如小圓眼核大噙化一丸時時嚥之

28

黄公述室 治爛喉痧鎖頂痰涎壅塞

甘草 三分　桔梗 錢　大力子 五分

連皮瓜蔞 錢　大貝母 錢　淨連翹 二錢

赤芍藥 錢　前胡 錢　屋遊 三錢

馬屁勃 五分　金果欖 二錢　後又加 射干

黄公述室 治梅核氣阻痰壅咽痛

白茯苓　夏枯草　廣陳皮

紫背天葵　黑元參　昆布

三

兒茶　蘆根　加沉香

海帶　海藻　風化硝

老君鬚　黑蘇子　又加訶子肉

海浮石　山豆根　大貝母

月石　九方列後

九方紫背天葵　夏枯草　訶子肉

大香橘葉　廣陳皮　昆布

青皮　大貝母　元參

兒茶　甘草節　山豆根

桔梗　海浮石　老芦根　另　黄水疊丸

黄公述方治面生風濕如蟲行之狀

大葫蔴　當归尾　赤芍藥

羌活　独活　威靈仙

殭蚕　全蝎　白芷

地膚子

引用白花蛇

黃公述寧治小兒乳癬瘡方擬松栢丹

松香癸可　黃栢半　雄黃半

冰片少許　黃丹半

共為末菜油搽如發熱風甘加大黃半　青黛半

黃公述寧治對口方

鮮何首烏三半　茄子蒂三半

酒煎服三帖而愈

黃公述寧治腎頭生疳瘡方

甘蔗烧灰冰片兒茶
為末搽
黄公述富治噎膈水穀不下
甘蔗汁 蒲薺（荸薺）汁 雪梨汁
蘆根汁 藕汁 各一碗
熬濃加 青竹瀝一茶盃 生薑汁一蛤 再熬入千葉白槿
花廿朵 研末 牛嚕草五錢研末 陳杵頭細糠五錢
土蠻虫四条杵汁 黄牛乳一湯碗 和勻熬成膏用尾

五

甕貯固置井中去火氣每日早晚服八卜送下

黄公述寧治肝氣酒毒傷胃時發痛極方擬四七二陳湯加

川鬱金　白豆蔻仁　石菖蒲

遠志肉　當归身　陳佛手引六分

黄公述寧治左脇脹痛咽噎氣閉常吐寒痰遍體

動掉不寧

大厚朴　黑蘇子　廣陳皮

白茯苓　製半夏　公丁香

白檀香　　紫口蛤粉　　海浮石
杜橘葉
又方白烏藥　　白檀香　　大白芍
枳殼　　大厚朴　　廣陳皮
公丁香　　净秦仁　　海浮石
引同前

黄公述寧治肺癰不論初起已成丸方
栢黄　　百草霜（以糯米飯）各等分蜜丸如桐子大每早晚隨後服之

六

又肺癰方

當归全 一钱 嫩黄蓍 二钱 金銀花 三钱

粉甘草 半 白水煎時時代茶飲之

又肺癰方

合歡樹皮 甜桔梗 嫩黄芪

肥玉竹 當归身 天花粉

川貝母 净銀花 生苡米

引用鮮六穀根

32

又肺癰方

肥知母　大貝母　大麥冬

明天冬　粉甘草　甜桔梗

加瓜蔞皮　枯黃芩　化橘紅

淨銀花　引用鮮葳平

黃公述寄治產後轉脬小便不禁精神倦怠不思飲食

腹痛脹寸關脉浮而芤症係小腸癰

人參　黃芪　白朮

七

甘草　熟地　當归

白芍　白芨　續断

桑螵蛸　引用豶猪腰

服三帖出膿血一小盆

又加益智仁　甜瓜仁　又加粉丹皮

肥玉竹　芝濃净加合歡樹皮

又丸方

人参　黄芪　白术

炙甘草　大熟地　當归
白芍　益智仁　白芨
桑皮　桑螵蛸　珍珠
白蠟　豶猪腰煨爛杵和丸

黄公述寧治大腸癰丸方

大熟地　乾山藥　白茯神
熟洋参　五味子　甘草
川續斷　牡蠣粉　芡實

八

金櫻子　蜜蠟　獖猪腰煨爛杵丸

黄公述方治風熱鬱於皮毛蘊若癘風搔癢滲水

細生地　當归全　赤芍

粉丹皮　淨連翹　明天麻

威灵仙　川独活　蒼耳子

車前子　白蘚皮　加　全蝎

白花蛇　地膚子　五茄皮

大胡麻

黄公述寧治赤遊丹屢效

川黄連 半 枯黄芩 半 川黄柏 半

寒水石 半 青黛 半

共為末用芭蕉葉搗汁 荸薺根搗汁 剪刀草搗汁

和前末敷患處

黄公述寧治楊梅瘡無論初起已潰

生大黄 陳槐蕋 各等分

為末水疊丸如菉豆大每服三四錢土茯苓湯下

九

又方解毒紫金丹

鮮紅內硝（即鮮何首烏） 陳槐蕊 煅石膏

石決明 大劈砂 敗龜板

大生地 牛蒡子 大貝母

淨銀花 土茯苓

黃公述方治小兒暑痢腹痛泄瀉等症

大厚朴 二錢 香薷 二錢 白扁豆 二錢

赤茯苓 四錢 製半夏 八分 廣陳皮 一錢

35

焦查肉 二钱 神麯 二钱 麦芽 二钱
飛滑石 三钱 生甘草 四分 藿香 二钱
砂仁 四钱 丸如彈子大重半斤 白滚水下

黄公述寧治行路伏暑白睛遍赤頭痛如崩嘔惡煩渴不寧
羚羊角 蔓荊子 香茹
蘇薄荷 明天麻 木賊草
甘菊花 大橘皮 川黄連
炒山梔 引用白菊花根汁和服 一劑頭痛止八分

十

去蘇薄荷　加蜜蒙花　穀精草

麦冬　服三劑眼大明

又加石燕子一個　石斛三錢　又服三帖而痊

萬公述寧治濕熱傷脾肺氣虛中滿之象

白雲苓　粉丹皮　澤瀉

牛膝稍　桑白皮　陳皮

苡米　海金沙　厚朴

次去厚朴　加木瓜　又加麦冬　雞內金一具　葛花

黄公述寧治氣夾濕成鼓脹藥二劑行水而痊

大厚朴　製半夏　廣陳皮

上血珀　京三稜　薤白

青皮　車前子　穭豆皮

引用生薑　敗鼓皮炙

揉方

攩路根（麪即食葉蔓根）半斤　小麥麵壹斤

右杵爛共入銅鍋炒熱時時熨之

黄公述亭治脾黄心虚頭眩眼花耳鳴

白茯苓 半　焦白术 二半　生苡米

當归身 一半　大白芍　建澤瀉

淨棗仁 一半　遠志肉　西茵陳

引生薑皮　小紅棗　退腫

加宣木瓜　身如黄金色加秦艽　心悸加黄芪人参

黄公述亭治氣虛咳嗽心悸盗汗

生地　熟地　當归

粉草　橘紅　天冬

栢子仁霜　净秦仁　黄芪

川貝母　水中金

黄公述~~寒~~肺寒咳嗽痰多喘息

桑白皮　蜜炙麻黄　巴杏仁

製半夏　橘紅　赤苓

川貝母　白前　桔梗

引用老君鬚　加　蔞仁霜

黄公述寧治小兒八歲患肺胃俱寒咳嗽不已痰壅眼對戴

乾薑　洋參　白茯苓

白术　五味子　炙甘草

製半夏　細辛　薑棗引

黄公述寧治一切風癎用溫膽湯加

明天麻　羚羊角　鈎籐鈎

遠志肉　引用薑汁竹瀝

黄公述寧治中風化痰驅邪

赤茯苓　製半夏　橘紅

明天麻　陳膽星　遠志肉

白茯神　鈎籐鈎　石菖蒲

引用桃奴　桃花瓣半　鉄落漿兩碗煎藥

加味鬱礬丸　川明礬一兩　大黃半

川鬱金一兩

胆南星半　溶化為丸

黄公述寧治羊癇丸方

十三

硃砂二錢　甘遂二錢　猪心一具

將前二味入心竅內煨爛杵泥為丸每服二錢鉤藤湯下

黃公述寧治穀道生風作痒名曰臟風服一帖全愈

細生地　當归身　白茯苓

甘草　連翹　白芍

蟬退　白芷　防風

白朮　煎服

黃公述寧治男婦裏寒痛極難經丸方

枳實炒 一錢 乾薑 半錢 甘草 半錢
熟附子 八分 肉桂 六分 公丁香 五分
紅豆蔻 七分 白朮 一錢 砂仁 一錢
用薑汁疊丸如菉豆大每服半錢白水下

回春散

白礬 胡椒 焰硝
黃丹
此法審症之輕重日之深淺分兩隨時加
減用釅醋調在手心男左女右合病者臍上罨渾身汗出而罷

黄公述寧治一切虛勞内虧方用加味霞天膏

紫河車 洗淨煨爛杵泥 一具　麦冬 去心 三两　黄芪 三两

大生地 八两　燕窠 四两　鹿角膠 三两

龜板膠 炒 一两　龍眼肉 三两　霞天膏 四两

貢淡菜 四两　大熟地 四两　淨棗仁 一两

明天冬 四两　當归全 一两

以上諸藥盛入砂鍋内用水淹透齊鍋口武火煮透去渣文火熬数滚將生地搗汁 龜膠鹿角膠再熬加煉蜜四两人乳霜二两和匀成膏盛磁瓶内置井中去火氣每早用白水調服

黄澹翁醫案四

黄公述寧治龜胸龜背喘嗽而逆。

川百合　桑白皮　葶藶子
明天冬　江枳殼　大杏仁
白水煎。
加白茯苓　橘紅

黄公述寧擬滋陰百補丸。

大熟地　山萸肉　淮山藥
白雲苓　粉丹皮　北沙參

真龜膠　明天冬　大麥冬

北五味子　安石斛　女貞子

煉蜜丸如桐子大每服三錢白水下

黄公述寧治潤肺不傷脾補脾不礙肺凡癆嗽失血之症

不可缺方擬清寧膏

大生地（酒炒）四兩　大麥冬（去心）四兩　化橘紅　三兩

龍眼肉　八兩　粉丹皮　二兩　桔梗　二兩

右用長流水煎成濃汁去渣加生薏仁（炒熟）八兩　蘇薄荷（半）　川貝母二兩　糯米（拌炒）

米熟去米均為細末和勻煎汁成膏出去米氣頻頻食之

41

黄公述寧治吐血精神疲倦口吐白沫心虛自汗兩目朦閉不分黑白方定參穀飲服之而愈

人參　老陳米　真金石斛

麦冬　等分煨湯隨飲

又咽燥咳嗽失音方訂蜜油膏

白蜜 壹斤　腱猪油 板熬油去渣 弍斤　熬成膏徐徐服之

又陰虛咳嗽煎方

肥知母　大貝母　大麦冬 去心

二

明天冬〃　大生地錢半　白蘇子錢二

大熟地錢半　川百合三錢　巴杏仁

金石斛三錢

又寧嗽膏

梨汁　董汁　葧薺汁

蘿蔔汁　將四汁先熬後入登皮二兩

麥冬〃二兩　天冬〃二兩　川貝二兩　巴杏二兩　再熬數

滾去渣以冰糖成膏出去火氣頻〃食之

42

黄公述寧治一善飲者夾食生痰胸膈膨悶咳嗽

香附米 醋炒　麦芽 炒　黑蘇子 炒

神麯 炒　萊菔子 炒　製半夏

葛根　陳胆星　廣陳皮

杏仁　青皮　查肉 炒

為末薑汁叠丸如菉豆大服二錢白水下

黄公述寧治胸脾刺痛火延嘔噦致厥

連皮依薑　薤白　生苡米

三

白雲苓　製半夏　廣陳皮

白檀香　台烏藥　雄獺肝炙　白水煎服

葉公述寧治癱症

人參鬚　茯苓　白朮

炙甘草　熟地　當归

白芍　杜仲　鈎鈎

引金狗脊炙去毛

葉公述寧治中風濕痰沖肝肺煎方

羚羊片　鈎鈎　桑白皮

巴杏仁　橘紅　茯苓

黑蘇子　當归　白芍

白水煎

黄公述寧治中風左癱右瘓口眼歪斜回生丸

川烏泡去皮尖　五灵脂炒　當归尾

鮮骨碎補去毛　各等分為末無灰酒打糊丸桐子大服五十粒酒下天香餅方

又治中風經絡口眼歪斜

天麻子　　原廟　捏餅如錢大向右歪帖右手心 向左歪帖左手心

黄公述寧治肝風夾痰以致咬牙弄舌久則抽厥

白茯神 [illegible]　當歸 錢半　殭蠶 炒 錢

明天麻 錢　羚羊夾 錢　石菖蒲 錢

遠志 炒 [illegible]　天南醒 薑汁炒 錢　羗活 錢

天竹黄 錢　引用薑汁二匙和服

黄公述寧治遍身痛皆用 方擬定痛丸

茅蒼术 米泔水浸三日九次 两　川烏 泡去皮夾 两

當归 一两 川芎 一两

乳香 去油 三钱 没藥 去油 三钱

母丁香 不見火 五钱

大棗為丸丸小(如)王不留行大每服一钱宣木瓜酒下

又定脚氣方

陳艾绒 半斤 川椒 炒研末 二两 草烏 二两 研末

和匀用布袱鋪如綿褥用火爐踏於脚下烘之

黄公述寧治脾胃虚弱内受寒氣泄瀉往下水穀不分冷熱

不調下利膿血赤少白多如魚腸

粳米　廣木香　肉果麵包煨

粟殼去蒂蜜炙　乾薑　炙草

又治久痢不止

御米殼醋　龍骨　南白膠香

炙草　炮薑

黄公述寧治一婦人耳内如鬼唱曲此乃頑痰之火也声只已聞人未聽之以清火化痰安魂定魂之劑匝月而愈方用

45

白雲苓　製半夏　化橘紅

楝麥冬　陳膽星　淨棗仁炒

遠志肉炒　白茯神　鈎籐鈎

黃公述寧治一轎夫往天長夜過小廈見一人在廈內飲酒伊亦善飲鬼呼入廈二人共飲轎夫大醉遂卧內小榻天明方醒見卧在坟塚之旁即譫語變音不省人事聞響声即與鬼言常見鬼在家大笑遂用

紫蒼朮　刃　雄黃　羊桃奴　五分

鐵鐵落 可 董汁 三匙

白水煎服後嘔涎一斗大白蛇の条而愈

黄公述宰在徐州治一拾糞者一家八口吃甜飯後腹痛不止已死五口伊在外拾糞未吃來方藥令伊回家煮糯米飯加食塩一把共煮熟每病者食之而愈

黄公述寧治虚勞方 擬牛肉丸 工方

甘草黄牛肉 十斤 用陳酒十斤人乳一盞童便一盞清水和塩兩盞合入砂鍋用文火煨爛以湯乾為度取肉杵泥

大原枝生地 八兩 和丸用滚水浸一宿杵爛取汁和丸

大原枝熟地 八兩 杵膏和丸

黃芪 一兩 阿膠 蛤粉炒 一兩 大麥冬 去心 一兩

川百合 一兩 明天冬 一兩 金釵石斛 一兩 熬汁

肥知母 一兩半 淨棗仁 一兩 川貝母 一兩半

龍眼肉 一兩 炒研

右藥共為細末牛肉膏生熟地膏和藥丸如桐子大每服三錢白水下

黃公述寧治寒熱失血頭眩脇脹心虛氣喘脉象細澁方擬

滋陰保肺湯

大生地　當归全　大白芍
肥知母　黄柏盐水炒　天冬
橘紅　紫菀　桑白皮
粉草　五味子　阿膠蒲黄炒成珠
服三劑血止寒熱解方加減覓加
麥冬　五味子　紫菀
金石斛　川貝母　肥牛膝
白芍熱未解加地骨皮熱退頭眩去地骨皮加元參頭眩痰多加橘紅

47

黄公述寧治傷寒虚損不能發汗用藥法外取汗

貫衆　五倍子　大戟　火硝各等分

右為細末用熱醋為丸男左女右握手中取汗

又治風寒後皮痒洗之

白菊根　苧蔴根　蒼耳子根

又治肺寒咳嗽方用

桑皮　巴杏仁　黑蘇子

白茯苓　製半夏　橘紅

八

連皮衣蔞　川貝母　炮薑
引用紫衣核桃仁
又一方去衣蔞炮薑加白前　老君鬚
黄公述寧治哮喘其人四十餘歲擬白砒散服之大益
白砒平　研細末　淡豆豉　两洗淨將砒拌勻盛
碗内置飯上蒸九次晒乾研末右為細末用神麯炒碾麯
打糊為丸如菉豆大每服七粒白水送下此藥甚
險量人而用

壁虎膏 貼瘰核

黄丹 二兩　麻油 四兩　青黛 三錢

蒲黄 一錢　大条丸 二条　白龍骨 研 二錢

先將蒲黄用絹裹熬焦次入壁虎再熬以烟盡爲度然後入諸藥熬成 未消 本方加川貝母三錢 真血竭 半分 梅冰片 二分

護心丹 治火傷諸毒攻心

菉豆粉 一兩　乳香 去油 三錢　硃砂 一錢

甘草末 一錢　白滚水和服 加珍珠 半分 更妙

九

黄公述寧治濕癬方

川黄連半　煅明礬半　胡粉半

黄丹半　水銀半

右藥共爲末，用健猪油兩夾研以至水銀星盡爲度，

盛磁瓶内，勿毋好爲人拿之。

平沙丸　治

蒼术半　重樓半　厚樸半　陳皮半　青皮半　蘇葉半　藿香半　青蒿半

枳殼半　滑石可　生甘草半　蠶沙半　藿香半　半夏半　葱汁米粉和丸

治蛇皮癬

土荆皮二兩　梹榔二兩　巴豆三錢　斑猫十个　楓子肉三錢　硫黄三錢　麝香三分

硃砂三分　燒酒一斤　將藥入酒內浸七天，塗搽，避風三四日即愈

治化蟲丸

巴豆去心膜，不經水，醋煮研爛，一錢　烏梅肉焙乾研末　川椒閉口者良，一錢

蕪荑仁炒，二共晒乾研末，和前二味為丸，如黄豆大，每歲一粒，滾水送下，泄至五七次，用冷水一口便止

普濟丹

香茹二兩　厚朴二兩　神麯二兩　製半夏二兩　陳皮二兩　藿香二兩　麥芽二兩　滑石二兩

扁豆二兩　砂仁一兩　赤苓二兩　山查二兩　甘草二兩

十

黄公述寧治大人小兒脾敗肌瘦懶食一切脾胃之症

炙糕方

人參 二兩　生苡米 二兩　雞内金 酒洗炙 二兩　白雲苓 兩半

山查肉 炒 一兩　白术 土炒焦 一兩　六麯 炒 一兩　乾山藥 二兩

穀精蟲 半兩　生薏米 一兩　稨豆 炒 兩半　麥芽 炒 一兩

建蓮肉 去心 二兩　乾蟾 米泔水洗去頭足 三隻　芡實 二兩　砂仁 研 半兩

右為細末用白晚米粉六升白洋糖六斤和藥作糕隨意食之

仙方治肺虛咳嗽見血

冬桑葉　杏仁霜　玉竹　北沙參　大白芍

白雲苓　右水煎三劑服之此屬清潤之法

又加換方西党參三錢　冬白朮一錢半　白茯苓一錢半　炙甘草七分　炙黄芪一錢

大熟地四錢　山萸肉一錢　乾山藥一錢半　大麦冬一錢半　五味子廿粒

當归身一錢半　粉丹皮八分　陈皮八分　引用生薑一片大棗一枚

右煎服四劑

如寧錦五老爺治積寒腹冷因肝氣鬱結脉象浮數再延成膈

大厚朴一錢　蘇梗一錢　陳皮一錢

白茯苓七分　製半夏一錢　鬱金一錢

白蔻仁研七分　製枇杷葉一錢　神麯一錢　土　引陳佛手一錢

如寧黃五老人 治肝鬱不舒濕痰犯胃延防膈

大厚朴 錢 蘇梗 錢 白芍 錢

白茯苓 三錢 製半夏 錢 陳皮 錢

海南沉香 磨服 四分 當归身 三錢 鬱金 錢

引用老芦根 三錢 小麥米 三錢

如寧黃五老人 治風邪遏肺

杏仁 二錢 蘇葉 錢 前胡 錢

白茯苓 錢三 製半夏 錢 橘紅 錢

51

大貝母三錢　桔梗一錢　甘草三分　引用葱白二根

如寧黄五花茶

又治肝火逼肺嗽失血

丹參一錢　鬱金一錢　橘紅一錢

白茯苓一錢　桃仁泥一錢　茜根一錢

當歸身一錢　白芍一錢　粉丹皮一錢

又治肝鬱不舒氣夾濕痰防膈

大厚樸一錢　蘇梗一錢　陳皮一錢

製半夏一錢　鬱金一錢　白豆蔻仁研一錢

十二

神麯錢 白茯苓三錢 製枇杷葉錢 台烏藥錢 引陳佛手不

又

治頭痛目花眼肝火上亢衝

川芎錢 白芷錢 蒼朮錢 蒼耳子錢

苦丁茶錢 細辛三分 羌活錢 黄池菊二錢

甘草三分 蘇薄荷錢 引葱鬚二錢

張夢廬學博醫案

張夢廬學博醫案

《張夢廬學博醫案》不分卷，清抄本，一册。清張千里著。張千里（一七八四—一八三九），字子方，又字廣文，號夢廬，浙江桐鄉人。少攻舉業，通詩文。長精醫，爲時人所重。陸以湉《冷廬醫話》卷二載其事迹。今其醫案著作存世者有《珠村草堂醫案》《千里醫案》《張夢廬學博醫案》等多種，其他醫學著作，據載有《四時感證制治》《外科方案》等，未見。詩文著作有《珠村草堂詩》等。是書無目録、序跋等，正文首行題寫書名。另尾題有『共計一百六十七方案，後學凌嘉六讀過』字樣，字體與全書一致，當是抄寫者移録。凌嘉六，名德，相關信息見本叢刊《專治麻痧述編》提要。是書首葉鈐『紹興裘氏』『讀有用書樓藏書之章』等印，可知亦是裘吉生收藏舊物。首葉另鈐『中華書局圖書館藏書』印，可知其流傳經過。此本高二十六點六厘米，寬十五點七厘米，版框高十九點五厘米，寬十四厘米，四周雙邊，白口，單魚尾，每半葉十行，爲裘吉生藏抄本用紙。

是書收録醫案一百六十七則，涉及內外婦諸科多種病證，混雜而敘，故影印出版未編製目録。所治內科諸病既涵蓋中風、失血、腹痛、淋證、癇證、頭痛、咳嗽、痿證、水腫、泄痢等諸多內傷雜病，又包含瘧疾、風温、秋燥、痧證、冬温等外感熱病。對外科疾病中馬刀俠瘻、潰瘡、痔病等均有涉及，產前產後等婦科諸證也偶有敘述。

該本所列醫案，剖析醫理，辨證源流，用藥簡潔，值得借鑒。書中治療熱病，既尊仲景之法，又融入吴又可、葉天士諸法，并結合天時等立方遣藥。如治療太陽頭痛，以桂枝湯合桑菊飲去風陽邪氣，頗有特色。內傷雜病論治多從葉天士諸法，亦旁納孫思邈、朱丹溪、喻嘉言等治法，慎用補法，反對膩補。作者在醫案中提出『脾胃司胎，胎氣繫於脾也』

『厥陰肝爲藏，宜潛宜滋，少陽膽爲腑，宜疏宜通』等論，頗有見地。對内風論治，認爲素體脾胃虚弱，憂愁思慮，虚陽化風，挾痰内阻，此脾胃中風與肝腎大虚的喑痱證大有區别，後者宜補，前者宜宣通絡竅，以化痼痰。在論治中，重視病家體質，强調治病求本，注重起居攝養和怡神静養。如對水腫病的治療，指出其病起于飲啖，兼人胃强脾弱，繼以憂勞過度，氣竭肝傷，津停水壅，批斥世醫一味攻逐的治法，認爲藥以去病，水病用攻藥反傷人，其治當静養數日，以糜粥充養胃氣爲先。是書擅用蟲藥通絡，以有情之品補虚。如此種種，均堪借鑒。

經檢，與此書同名者，另有吴興宋汝楨抄本，藏于浙江中醫藥大學圖書館。

（于業禮）

張夢廬學博醫案 名千里桐鄉人

肝腎虧肢麻言謇津液虛嗽痰咽痛冬令甚中宗之氣脉數舌淡

炒甘杞 麥冬 阿膠 黑芝麻 女貞子 霍斛

製首烏 杭白芍 歸身 明天麻 潼蒺藜

津液枯涸咳嗽頻多脉數舌絳傳變多熱灼陰鑠已成癆損難治

金石斛 麥冬 北沙參 知母 炙十灰 梨皮

地骨皮 鱉甲 西洋參 生地 青蒿

肺胃火升肺降不及痰因氣阻而痰亦痰結積會厭喉底自覺硬塞須噯氣而後得降故理宜在喉喉中似嗽痒痰氣上升之象不必慮其噎膈反胃是噎膈反胃當在咽而不在喉也

瓜蔞仁　鮮薤白　杏仁　橘紅　川貝　旋覆花
經云因於濕首如裹致目昏重濕熱不攘大筋緛短小筋弛長緛短為拘弛長為痿
緣濕熱困在太陰脾經陽失宣化結為痰濁頻欬不已肺虛腠疎最易傷風因感
致欬因濕生痰是以纏綿不已頻求其發源其運中分則營衛自和辛散
二陳湯　冬朮　炙甘草　杏仁　旋覆花　蛤殼
白前　竹茹　蘇子
脾胃痰氣偏勝水穀之濕不運故能化痰又能纏綿積久生蟲或時飲腫或時腹疼泛泛腹
中宮慎治宜以疏中運濕痰入安蚘
生白朮　地栗　夏枯草　使君子　百部　兵部
川楝子　檳榔　海藻　土貝　蒼朮　製香附

眩旋甚至跌仆嘔吐痰涎內經以諸風掉眩皆屬於肝又曰無痰不作眩也症屬

痼疾除根不易

鈎麻温胆湯　石决明　天虫　蝎尾

右脇下見形高起作痛呼吸牽制亦痛肺氣不宣肝失疏泄痰氣痹結

旋覆花　归須　昆布　海藻　地栗　白芥子

絲瓜絡　川甲片　川郁金　香附　控涎丹

莖中痛淋漓不宣斯由陽虛濕熱下注膀胱氣竅不能散佈敗精阻竅點滴不

萆薢加味虎杖散

桃仁　淮牛膝　甲片末　蟋蟀虫　[illegible]　兩頭尖

虎杖草　[illegible]

高年营衛怯弱水不涵木木火游榮内風掀旋陡然口眼喎斜步履不遂言蹇舌縮失溲痿痱都廢肝腎枯涸狀擬乙癸同源法

女貞子　熟地　沙苑　茯神　石决明　旱蓮草

鈎鈎　明天麻　甘杞子

脉浮緊背緩腰痠肢節痛頭痛太陽經症

麻黄　葛根　桂枝　生姜　杏仁　羌活

細辛　桑叶　菊花　勾勾

頭痛畏風肢節痠楚額顱交眩風濕未靖使然

桂枝　白芍　升麻　桑叶　菊花　撫芎

勾勾　川石斛　前胡

兩載前因肝胃同病而起，詢從來之天生氣不振，飲食不旺，便易溏泄，由此氣之乏力不能使之兩向榮。以中焦久困之体，徒事不克隨時序而生長，則脾家游溢之精氣藏上供，遂春肺胃水沉，自然下趨，是以精滑流泄，肺病形消，精神疲極，不任煩勞，抑且舌絳口糜，喉梗聲啞，陰火妄動。切脈弦短，尺虛寸關弦數。此積虛日損，由損成癆，實情本木難續矣。

高麗參　淡菜　蓮肉　五味子　炙草　金果欖

麥冬　熟地　淮山藥　茯神　元武甲　蓮子

切脈較短，是精血下奪，龍雷於火上炎，心腎不交，入夜不寐，所以舌糜咽痛，積虛成損，擬王太僕益火之原以消陰翳。

六味地黃丸　生津湯　八中白　杞棗肉　肉桂　胃不平補

附子片　麦冬　大补

遗泄已久，足梦者少，多盖精无藏于肾，精之主宰则在心，因于营累过度，虽大
肉燃不能下决于肾，水精难于位，而泄不止，卧则梦魂缭绕，合目觉时，部跳跃
總因心肾不交而然也，历投涩精固肾，迄未应效，宜以泻离火补坎水合剂

酸枣仁　川连　龙齿　粉丹皮　川柏　石菖蒲根

金樱子　远志　線鱼膠　益智仁　生地　茯神

莲子　猪脊筋

汗多亡阳，心肾不交，夜寐不寐，梦溃遗泄，脉沉细，此肾積之象

四君子汤　芪皮　干姜　左牡蛎　生姜　茯神

桂枝　益智仁　竹二青

瘕如河之痕，瘕没居于左胁之下，举发状若覆杯，脐两旁且痛，平时恒然，发紫黑，六紫斑延此是

肝之积名肥气。又夫肝脏多血而少气，火扰血少，气必多，气饮成形，乃成癥病，注以作癥瘕

常也。经信既经循期而至，亦下溜，火却且色紫，滞块值期遍体周身烦焦，腹痛悍之，孔但时

脏血液大亏，而八脉冲任亦弱，眶中心悸惊惕，举动手指震掉，动者乃脘液热，脉细数无疑，要知

冲为血海，二中火以伤，苗乌能正荡发之疾，拟用三甲四物汤

三甲散　党参　阿胶　楞子　白术　杜仲

四物汤　乌紫菜　菟丝子

仲景伤寒论曰：阳明病自汗出，不恶寒反恶热。今頳面部赤，便汗出濈濈，口燥渴，脉来大

数，此阳明病也。然太阳在表，阳明在里，气分热炽，卿阳明胃火燔灼，故当进桂枝人参白虎汤

西洋参　生石羔　知母　生甘草　桂枝　鲜地　角之

川石斛

崩後營虛衝弱汗洒淋漓心悸慄慄之形消裹熱處細脈弦[illegible][illegible]瘥

黨參　炙黑黃芪　杜仲　歸身　生地　棗仁

懷藥　甘州枸杞　牡蠣　附子　龍骨　淮麥

產後下焦肝腎虧損督脈氣陷不升腹痛如折陰門氣垂脈細濇宜以升八脈之氣

補肝腎之陰壯督脈以堅孕育

鹿角膠　補骨脂　杜仲　沙苑蒺藜　歸身　白芍

元武甲　菟絲子　豬脊筋

少陽之脈繞耳前後左耳腫或時轟然抽掣作痛蓋五行之最速莫若風火左

脈反且弦動厥陽燥擾上焦致使清竅為蒙之象法應涼熄鎮〔斂〕中之火爽

因見羸弱而投賦補

苦丁茶　北沙參　紫貝　青黛　羚羊角　白芍

枯桑叶　鮮生地　金石斛　料豆衣　鮮荷葉

水腫起于產後迄今已及一載仍然腹膨臍凸四肢及腹筋青肋脈露經

水不至而浮腫按脈濡弦裏結肝脾氣不化血而化水泛濫盈肢然痞生

金匱篇中詳所論昳圖功實非易易

桂枝　白朮　歸身　炮姜　赤苓　川朴

茯苓皮　陳皮　懷牛膝　中滿分消丸

乳癰由于情懷鬱結勞欲則襲穿潰難許圖功

蒲公英　王不留行　橘核　川貝　昆布　山梔

海藻　白芥子　青皮　生地　归身　丹皮

大病後陰虛不復，虛陽内熾，遍于髓爲骨蒸痨热，爍于衛爲月事愆期，當陰不充，面色晄白，津不內盈，肌形羸瘦，陽乘于陰，陰則盜汗，天癸不至，苔糙白，診脈細數，其熱顯在陰中，若不亟爲調理，深恐蒸涸癆直到乾血癆瘵一途，慎之。且宜清髓中之熱，使熱退經行乃吉。

擬原清骨散　鮮金石斛　女貞子　旱蓮艸　月季花

胞漿破已三日，并裂要血頗多，衝任損傷，胞脆上凑，子腸下墜，嘔吐涎沫清水，面青舌灰，前賢謂子母俱難保全。

熟地　桂心　炮姜　百草霜　川芎　白芍

豆衣　冬葵子　當归　滑石　粉甘草

肝气疏泄失司，膀胱之气化不利，小溲频来，刺痛不已，连及脐腹，上攻呕吐，按脉细涩如丹

议辛苦泄浊法

知母　黄柏　肉桂　川贝　杏仁　栀仁

生苡仁　茅白根　旋覆花　瓦楞壳　两头尖　枇杷叶

小溲频数带涩，善消多食，口渴引饮，形神憔瘦，此精气耗于下，火炎于上，已成消渴证

以治膈胃燥热之燥消，阴中阴涸之枯

洋参固本汤　莲子　石斛　寒水石　炙甘草

棉茵陈　川石斛

阴虚湿热下注，肝胃蒸精，化浊窍道阻塞，溲溺挈痛，白淋消之，气化不灵，症稍发

按诊脉细数，先以苦味兼淡渗之法

木通　扁蓄　草梢　滑石　虎杖草

车前子　瞿麦　猪苓　茯神

肾失封藏之柄肝失疏泄之权已形精浊妄泄若形气火升腾以益阴化气方法

六味地黄汤　去萸肉　知母　川柏　安南桂心

元武甲　莲肉　猪脊筋

行动气逆言多亦气逆若至喘促难以侧眠此之气从丹田气海而来元海失根肝肾下夺

乃败症也

熟地　山茱萸　五味子　磁石　坎炁

淮山药　天冬　杞子　怀牛膝　西贡党

紫石英　茯苓　青铅　胡桃肉

寒邪錮之痰，因受寒附之感，此治以小青龍湯主之

乾薑　麻黃　桂枝　白芍　甘草

細辛　半夏　北五味

肝陽化風逆行脾胃之分，酒聚成痰，流竄肝膽之絡，陰液內虧，濕火攢逼，適值

繁勞五志之陽，鼓動升宿痰，肝厥乘勢必發，自夏徂秋，已經五次，當劇眩涎頻多，

胸悶足冷，偏体經絡不宣，心悸畏懼，濁痰壅滯，聞聲驚惕，機竅為蒙，神識久蒙，

自覺怏懨莫難名之狀，近日雖平，而眩疾當多，肝火易熾，大便燥結不爽，寐則多

夢紛紜，按脈左細弦而滯，右洪大而動，脾胃之火猶未靖，再擬清火化痰，潤燥滋陰

川連　胆星　茯神　半夏　合歡皮

鮮地　龍齒　石決明　橘紅　火麻仁

鈕　沈　知州

此胃風症也陽氣津液內耗厥陰風火上僭偏頭頰作痛並且連及巔頂痛嘗淚之作經

經來先期腰痛筋骨痠楚此年時飲食不旺脾胃痛瘁（倉）營化原細而衝任病也

此陰虛之人九竅不和都屬胃病例治

桑葉　藁本　秦艽　歸身　刺蒺藜

滁菊　蔓荊子　毛燕　白芍　白壽眉

心為君主之官藏神之所全賴營血涵養虛則宮城空曠神氣失于守藏矣

子後陰中之陽以陽發動情愈不寐似乎火升之勢抑且時當夏令太陰濕土司

权濕濕結痰涌沖欬頻頻總是病情虔僨然痙厥欹偏也擬唐以以養神肅

肺以平肝佐以滌痰

丹參　酸棗仁　朱茯神　合歡皮　川貝母

麥冬　琥珀壽星丸　野薔薇露

少陽膽木鬱爲病，耳時抽掣作痛，嘔吐膽汁，而季脅疼痛。蓋膽爲清淨之腑，然出入

三路十一藏，皆取決于膽，膽汁少則多驚，膽胃不和則臥不安。

小柴胡湯

少陰胃脈循喉嚨，喉嚨菌梗痛，聲音全失，嗽咳痰涎盈碗，而出痰處喉癢，因胃水下

虧，胃陰上泛，沖激肺金，今日失眠，食入吐則精液愈耗，水不勝火則火旺益亢，自覺

五內燔熱，形神消瘦，由癢成痿，草木難期奏效，以不能惟性之短，當此酷熱更以經

營煩極，東奔西走，豈能勝任？宜靜養山林乃妙。

阿膠　生地　川連　鳥　天門冬

洋參　元參　人中白　元武甲　川貝

秋石　炙草

體質素虛，伏氣冒風，容易發其邪，不從戰瘧化，瘧而分達，化熱生痰，互蔽肺絡，致咳失氣逆，胸痹脅痛，原是肺氣膹鬱，肺絡阻痹，而脈弦，兩尺少根，餘部細數，左寸濇帶，舌底絳，苔薄糙，氣喘已逾七日，呼多吸少，坐不得臥，精神極疲。又腎為元海，失根，衝氣上逆。古云：肺為氣之標，主呼；腎為氣之本，主吸。以繆氏論氣喘，在肺為實，在腎為虛。今並屬下虛肺實，切脈屬腎虛，肺氣不降，腎氣不納，乃上實下虛。雖然七實先於大劑，六味煎復，三投納下，宜上作背城借一之計，未識是否。

高麗參　懷牛膝　二陳　麻黄　葶藶子

蛤蚧　熟地　青鉛　干姜搗五味子　杏仁

甘草　竹瀝

因恐觸驚，肝陽風木上升，挾痰壅滯，阻於心胞之絡，清竅蒙蔽，神識不能自主，言語與時錯亂，此女癇症何疑。由來已將半載，調治後稍見鬆机，痰咳稍前，累痰與時神情清識，惟肝陽尚旺，坐臥欠安，面赤唇絳，舌糙而粗，脈形沉細右弦欠利，緣由痰火易滯，陽不歸陰耳。宜熄風滌痰，兼清鬱熱，早晚佐以安神，涼血鎮心，疏肝並丸調療，靜室調養百日，或可向安之幸。

丹參　川連　鮮生地　石菖蒲　竹瀝

溫膽湯　牛黃癇症丸

年將花甲，下元固虛，詢知向有痔漏，乃屬大腸庚金受濕火內伏，近今痔血淋出而多，加目赤，盛暑時淚，脈多間見，腎痔，舌苔白黃，脈來弦數，腑陽之濕火上蒸於肺，所以

白珠血絲下行及上目浮雲蔽日久延不已須熏損目

龍膽草　羌活　川連　赤芍　石決

梔子　木賊草　蟬衣　川柏

大凡四肢五官皆賴臟腑之氣血流行充足灌溉而用動靜有收今至五年歲臟腑

大虛肝腎大虧一身筋骨皆痛目暗羞明右腿小煩乃精血之枯涸所關病也

歸身　川斷　蓯蓉　茯苓　巴戟肉

熟地　杜仲　杞子　淮山藥　菟絲子

瘀聚結於少腹之左堅硬之致動作痛漸之塵沒乃癥瘕也消之頗易

廣木　瓦楞子　山甲　紫石英　白芍

六神曲　安桂末　桃仁　紅花　製香附

五味子　砂仁　海蜇

因嘈嗳逆致不足月而產，產後泛已經旬，自覺熱漸退，而夜寐尚少，惟前以面色青晄
神色萎瘁，乃中氣血尚虧而未復，舌苔薄白，切脈浮弦而數，乃熱邪裡蘊，只能知
渴，齊中之暑濕熱邪，乘虛內陷於裡，未經清澈，化爲痰濁，尚癥阻痹于肺金
是以氣逆胸悶，欬嗆脅肋引痛，其痰邪尚在氣分，冀其肺氣開展，使痰出爲六
是邪化之機，否則最怕邪陷日深，熱郁日痼，且熱傷津液，內風暗動，且恐痙厥不離
肝膽邪且大，唯恐肝脈素旺，必須靜肝膽之中風火，庶乎自熾，加以內伏之邪熱相
助，而成雷暴津傷風動一層，乃不實受，爲今之計，宜撲肺氣，清化三焦之痰
急，以扶原救正，消衛其邪，以保元，理其邪，冀頓其正

北沙參　白薇　五味子　丙丁　下一星

黑大豆　金石斛　杏仁　青竹

年高营卫自虚，水亏不能以涵木，木旺生风，风之鼓痰窃于经络之间，陡然口

眼歪斜，偏枯不遂，痰咳不爽。若难遽愈，尚赖丈津致实遗溺，自汗扶治之法

惟遵与经言风淫于内，甘寒为宜。拟熄风豁痰一则，兼通痰爽膈，通不致内

闭。前服至二十余年，果有气丝缠颊部，见如此未识是否。

人参再造丸　方大活络丹　天麻　勾勾　蝎尾

宋半夏　陈皮

萬刀扶瘦，主乎痨汤，但童年不耐重劳，又兼色欲不节，致损究是先天赋禀

阴分偏虚，阴虚则阳旺，为盗热颈疬，所由来也。症近童痨一途，理之非易

北沙参　生地　炙甘草　红枣　玉竹

鄒右馬　渗骨散　去桂連知母

廖　五月脾胃司胎之氣繫於脾也　受妊七月腹痛注之至腰脊痠楚体懈筋惕不舒

宜養血柔肝肝旺　大以紫蘇佐之

归身　生地　川續斷　桑寄生　香附

砂仁　白术　杜仲　條芩　杏仁

瞿家浜虛寒中　少陰腎脈痛經匝月　自少腹上攻胃脘腸鳴泄之足冷

唇舌俱黑形脈已脫症屬重險

附子理中湯　肉桂　補骨脂　芦巴　益智仁

吳茱萸　伏龍肝

經行推期預先腹痛下焦虛衝脈虛肝氣橫逆犯胃入絡痛在少腹悉

呼吸轉側亦痛，平時腹脹未減，便堅形瘦，脈來弦數，皆是血虛肝旺之徵。

調衝脈疏肝絡一法

當歸　白芍　生地　旋覆花　元胡索

五靈脂　川連　紅絲絨　白朮　丹參

香附　小胡麻

上秋坐蓐，營陰未復，常多夕熱，入暮尤甚，營陰虛而肝旺，失調達之性，氣鬱不舒，又被化火，是以嘈雜知飢，納穀不旺，頭暈喉燥，聲音久嗆，皆火陽亢之徵。按脈細弦沉緩帶數，似姙，究經停象，恐致血海枯涸，延成癆瘵，慎之。

銀柴　鱉甲　青蒿　元參　霍石斛

天冬　十大功勞　臺烏元　地骨皮　白薇

生地　毛燕　白芍

年逾五旬又二，經斷當止，而反加崩淋不已，又以操勞傷脾之失統血，

乃是鐵樹開花之症，漏卮不已，浮絲精血枯涸。

黑歸脾湯　血餘炭　海螵蛸

久咳痰多，肺葉經痿，而肺爲嬌嫩之臟，失於濡潤，陳敷佈之職，不能內容之，

腑所輸皮毛水穀精微，從以灼爍，釀成痰濁，氣嗽氣多，氣熱灼津液氣

涸，身熱，脈數而弦，形消，殆如肺痿而成，已危何。

粉北沙參　玉竹　白皮　白杏仁　百合

川貝　阿膠　炙草　扁豆　梨膏

經行准期，先見腹痛之苦，嘔吐，衝脈患肝氣橫逆犯胃，則嘔吐拒納，甚巔疼於暈，耳鳴，肝陽之上亢，皆由胃水乏不足。衝脈隸於陽明，起於關元，沐水宜濟養肝補胃，可諧以調衝脈也。

養營四物　熟地　阿膠

久痢數載，近來皆實，剝或中皆不通，補休消息，此其正，傷其痢疾也。久痢傷脾，湯補中益氣，以理之東，續失滑，傷脾陰，歸脾湯亦當告從。投藥如水沃石，畢竟是吾師衷中參西術，厥有實之東，頓然豁破。示下筆。朕路崇論，置擱謹以脈理，推權叔閒，洪大，雙寸消不濡，左尺細濡，右尺弦小，皆不到尺，傳之穴求醫之法，療病幾不曾醫，別頃官留察去決。右寸之裡中不惡聲，經其下之文，擬用桂枝湯，合清子方十劑，頃拜請服，自

日
丁

试再服丞合辙

二原参　于术　附子斤　干姜　甲片

吉梗　粟壳　补骨脂　荷蒂

拟苦味坚阴寒以泄热佐甘补湿匡此宗金匮睡中黑旦之脘阳不热之旨但阳明清

生物之壮火係少阴少火所变少火何以变壮火皆失赋禀故也病关先天元阴元阳病

机所以缠绵难愈耳

参须　川连　只壳　赤白茯苓　光杏

阿胶　炮姜　白芍　藿朱　当归

茯苓　荷叶

厥阴肝为脏宜潜宜泄少阳胆为腑宜疏宜通耳症虚实互陈药因补间兼

施

北沙參　石決明　女貞子　青皮　臙脂邊

白蒺藜　白芍　通草　白前　瓦楞子

時疫之毒吸受既重，又當夏秋勞乏之後，火毒由口鼻吸入，游行三焦，以致壯熱咽痛，目赤欬嗽，以致疫疹分現，毒自內攻，大嗽大渴，此時疫毒猖逆不得達之候，此時若治失疫而反治咳嗽，不但誤事作主，而且疫毒亦難消化矣。今病將旬，自汗多，耳聾目瞑，咳燥舌黃，口渴胸悶，咳嗽，夜來白疹現而未透，脈濡數，消散甚勢，必將白疹暢發，然後內蘊之疫毒始能清釋。蓋疫邪入於肺，發於未出之時，不因勢利導，乘正氣以攘擾邪，今其未盡之邪，幸得逐歸于肺而自尋出路，則欬與白疹正是肺邪宣化之路，必須兩者相助為理，倘少有變化，切不可與脉症而妄為猜疑

议补议涩反助虚来至于前次之泻一层是痰毒不能达肺则痰走大肠耳

咳嗽夹宿痰所以未至不可治仍宜复清肠部议因滞肺通肠法兼散积痰

出疹透畅助依家邪湿留致伤正气

沙参　杏仁　橘红　建曲　芥子

川贝　山栀　滑石　通草　天花粉

芦根　枇杷叶

痰毒时邪幸得达于肺白疹畅发数次表热犹退神识稍清耳聋未

痊当谓疹退后稍能进粥假寐喜可转机矣但湿温蒸蒸秽浊之邪未

又难骤清况经半余日扰攘邪留脘久正伤实多此时目赤难开咳痰反爽稍稍

侧眠气撅上壅口糜耳聋大便黑污又两日不解所脉左寒濡右濡滑大论脉症邪

浸淫於氣表者已得化痰而解而邪已漸聚于肺胃者尚須化痰兼清痰
火則熱灼蓋痰爲熱邪所鍛煉而成之病勢雖若安定痰猶未淨尚須着力
小心議滌清肺氣清養胃津冀其日臻佳境

洋參　川貝　杏仁　鮮生地　滑石
連翹　小梔　豆卷　甘草　蘆根
麥冬　北沙參　枇杷葉

陽盛之體嗜酒則濕熱薰蒸濕蘊成痰則呈心下肝膽情懷抑鬱肝膽泛呈泛濫
謬矣前年月分起右脇跳嗽痰多原屬暑風襲肺爲病去冬寒中起坐不廢
不進此是見心氣素虛而痰火易致內擾之以致咳逆甚退而痰火究未清化肺移
熱於大腸則舊痔復發僅流膿水不能泄甚不移之痰火所以肛門大腸痛臨圊則

脘兩痛萬苦寒熱而眩汗多舌白脉沉兼具數此陽明太陽病未盡澈透矣

秋令燥氣易傷宜潤養肺與大腸以化痰化火而潤燥金之氣

羚羊角　麥冬　石羔　杏仁　川貝

橘米　真珠母　[illegible]　紫菀　瓜蔞仁

生桑皮　野菊

飲食不節勞傷中陽以致呃逆夫人身之陽宜通運不宜壅抑既陽傷呃作則

不能敷佈極矣以水腫舊恙復發凡水腫多由其源不在肺脾胃其治法

以分利開支門潔淨府實脾滲腎今腫由下澈及于上便澀溺少舌鮮苔白脉沉

濇喉間痰氣不清咳肥膿足味而香不果然其爲肺失清肅胃不敷佈騐然此

時宜宣肺養胃以調氣化資水氣奉于陽而後水濁上濟清陽上宣而透喘逆即

又兼腫退

防己　椒目　五皮飲　五味子　干姜　麻黄　附子

青茵茶　甘草

多熱汗出經月不解脘右痞逆足寬形寒湯飲入胃皆痞滯不運今年春

舌絳畏退夜汗腹痛手足痛間日錯語脈虛濡此嗜酒陽微之体痰飲濕濁留

據中宮以建中湯不得斂衛及手四末時厥熱深厥深猶痢殊經挂龍

六君子湯　肉桂　白芍　麦冬　蘇子

真珠母　茯苓

煩勞過傷嗜酒亦傷陽之虛以水穀精微易釀痰飲而肝脾亦氣機迎逆

年來失血咳飲屬嗽年僅六旬形氣頹然肉削神疲脾胃之不實

先擾失寐，飲頭遂延至夏，不復究其所苦，只苦在右，抵此寢食乖常，而脾之虛弱昭著，右臥不適，起坐氣逆，皆右降不及之所致。交秋嗽氣加倍頻嗽頻，甚雖即作泄，因之胃益鈍，神益疲，時見虛熱，倏起倏退，此雖客氣，亦屬之頻泄，乃陽虛之候，肺脾易感秋令之肅殺耳。脈右沉細弦數，左弦大而浮甚大數，信於右，此緩肝之已餘，實因肺脾胃之不足耳。是虛中損，上下行為泄損，不可輕視，議為以調中安其寢食，可臻痊愈，但徐之量。

党參　於朮　雲苓　甘草　宋半夏

沙參　麥冬　北五味　秫米　霞天膠

向患偏頭風痛，甚則為眩為嘔，今煩勞傷陽之虛，則風動旋擾清空，脈弦細而滑。從前右支痛，而左支不用，是風即在右也。近今五日，唯吐痰飲已止，右頭微腫而痛

食少便結脈虛澀此肝絡血中之症痰為虛痰風為內風宜滋養陽以柔熄

厥陰期其汗愈曾下夜血旨此條今大須速劉因案

橘皮　阿膠　茯苓　穭豆皮　火麻仁

羚羊角　粉丹皮　茶菊　歸身　勾丁

桑葉　絲瓜絡

素有咳血不多近數日咳嗽即作延今不止右臂脇時有蒸熱右脈濡右小弦數此症屬肺胃濕熱之蒸鬱傷絡則血失阻氣則作咳也体弱氣血兩虛然與利必先除熱亟宜清養肺胃以和絡止嗽為先此後久咳成損

此藥數劑血止症大半減也

南沙參　川貝　杏仁　甘草　鮮生地

[illegible]

[illegible]

雲苓　桑皮　冬瓜仁　米仁　絲瓜絡

蘆根　枇杷葉

腑陽已通，所下宿矢頗多，腸通則胃和而肺亦降，今寢食俱安，熱退痰火耳眩目昏，左邊紅苔，舊白脈濡小，和後論症，情已臻安善矣。凡感症之後，食復勞復最宜謹慎，不宜驟補，姑擬清養肺胃，大腸以通潤，俾寢食漸復其常，即是不補之補。

橘皮　霍斛　沙參　甘草　川貝

杏仁　鮮生地　巨勝子　金石斛　丹皮

左腕右膝痛腫已久，似乎痛屬風，腫屬濕屬熱，未可執定。前賢風寒濕三痺論治也。體肥必多濕，濕甚挾之，此濕熱蒸鬱之時，則積感風邪而痺痛作矣。近今日夜差，兼以弦風輙然，咽嗽作痛而胃鈍，便行步動則痛極劇，至頭

热口渴，舌绛白少腻，舌心焦，惊惕，偏火痰间呈错乱，自觉神思不清，脉右滑

大数，左弦数，头眩偏热，痒痒，左弦脉不甚，筋骨酸楚，痹痹，肢麻，脉则弦数

之病逆重难碍，今热灼阳伤内动，心弦则高，年岁可虑，复诊右滑大显然

湿痰内痰胃热及肺，急宜清肺涤心营以化热邪，痰蒙窍，稍用疏通

治不致蒙闭

石羔　鲜地　钩钩藤　薄荷　杏仁

羚羊角　天竺黄　川贝　牛蒡子　赤苓

鲜石斛　竹茹

素有痰火，风发病厥，左耳脑情，耳鸣，清涸伎难，肺胃津气既窒，则痰湿尤

为凝聚，今复气肇蒸之疟，脑后欠舒，知机不遏之象，脉滑数，头晕，涩宜治

養肺胃津氣以化痰濁

北沙參　赤苓　半夏　陳皮　米仁

枇杷叶　津膏　川貝　蘆衣　石決明

右脈之洪兼腫火脹肺胃以致余亦易大便日行一度結而色黃小溲澀調則痰氣自當漸

退今腹滿已松惟囊腫腿未盡消脈象濡弦舌質鮮赤足見氣未全舒而營

陰未免虧損擾攘以來耗損殊甚寢食漸和可望漸漸充復宜養肝陰胃

汁以頤正疏腑更以味辛調氣以平症

一寒疝導氣湯　生地　粉丹皮　製首烏　蜂房

絲瓜絡　佛手　左牡蠣

衛氣之而極繼以胸嘔吐食納之中稍稍爽口近今又日蒸熱易汗面目黃舌亦黃

知飢不能多納，便日行而不暢，脈濡佛而不暢流利，此濕熱蒸鬱，陽明稍及肝部之火擾動陽絡，以致咳血，果作甦蒸鬱之濕尚未化解，宜疏化濕為主洩熱，自退而胃自和。

陳皮　銀花　綿茵陳　大豆卷　云苓

川連　米仁　澤瀉　通草　藕節

竹二青　真珠母

脈濡面黃目黃，溺色暗黃，此屬濕熱蒸于脾胃，已成黃疸，急宜為之疏腑通陽以化濕。

蒼朮　桂枝　茵陳　附子　杜[illegible]巴

帶皮赤苓　川連　澤瀉　海金沙　陳皮

党参　枇杷叶

身热半月，发汗大便先曾微泻不多，近来四日不更衣，耳聋迷蒙，舌黄腻厚而实，苔滑，疹点隐现，时见谵语妄言，胸脘不舒，腹满而坚，脉来弦滑。此湿热阻遏，膈气壅滞，病在表里，欲作疹，未能由肺宣解，恐昏狂痉厥，亟急之通，理气疏肠滞，以期速化，里通可也，表解以苦辛芳香兼进法。

制川朴　枳实　滑石　黄芩　藿香

川连　陈皮　芦会　赤苓　山栀

去秋腹痛发胀，肠痈，寒痛，脐中流脓，而肠腑之滞究未清化，近更时邪发病以后，宿滞蒸蒸，腹胀更频，便难溺涩，食少，宜疏理肺胃大肠，兼以获效。

洋参　云苓　陈皮　杏仁　米仁

川连　山栀　料豆皮　只壳　大腹皮

咽嗌不利，音涩痰涎，舌黄口腻，殊甚吞咽，纳食日减，而脉仍洪滑，两寸尤甚。以溲溺黄涩不利，其病在咽门，非轻矣。经云：喉主天气，咽主地气。谓喉主出而咽主纳也。今为辛酒之热上伤，清阳咽门枯燥，大失润泽之和，会厌不强，不司开阖之权，兼脉微神弱，自宜清利涤痰。今脉数于上，而以溲溺更便闭不行，所谓地道不通，则天气不降矣。当用经旨上病取下之法，希冀弋获，并宜怡神静养，庶可药力收功。

橘红　云苓　桔梗　麻黄　枳壳

紫川朴　苏子　蒌皮　鸡距子

右藥為末，加蘆菁汁二匙、白蜜、姜汁、大荸薺汁各一匙，再並熬收膏。

自幼陽弱體虛，疏忽致易感。去秋至今，咳嗽不止，每逢至冬，失血屢發，無非相起原委，鬱，素至于咳，久則陽絡勤動。診以仲冬及春，幾次咳吐，殺多，血塊則甚，日晡時煩，咽痛，側左則脅痛，側右則氣逆。此肝升太過，肺降不及，自然之理也。凡失血家最忌咳，兼熱，況咳久至半年之餘耶？今脈象弦數，虛弦滑，尤當保重。嬰然氣血兩虛，正宜緩調，惟宜耐心靜養，宜順調養，期其後之熱退咳止，不致延成損怯為幸。

川貝　川杏仁　大原地　阿膠　紫菀

白燕屑　地骨皮　粉丹皮　知母　鱉甲

冬蟲夏草　甘草　枇杷葉

陰寒之体孤陽易熾復嗜燒酒薰傷心經由經入臟由臟入腑況心為

天君之官與小腸為表裏數月以來小溲數大便隱而留隱之亦爾形狀

淋矣古人治淋諸法必辨通塞濕熱未至頻利陰陽損弱氣通利

則氣耗其津液則苦中之氣血滋膏俱彼而見神其何敢能為哉

今擬孫果徹之方

羚角腮　羊角腮　柘樹游　江魚淡　赤芍

青蒿葉　蕭流子根（即菩提珠根）　石葉　海金砂　蜀葵子根

此方本是夫見其偏辟之意可見矣但病人自初此發必病不可

療痛勉服八劑痛止淋通強進丸藥出本不能知此

向爲疾投火氣過甚致長圍痔必翻強擇樽不能吸捐其或痔血大來此足見

肺胃大腸氣血兩虛久矣，今卒然神昏煩亂，並若暈厥，而右肢遂不能
用，右寸脈俱洪而目瞪舌強，火沸多渴，脈數而澀，久且嗽痰，頗濃氣臭。
音大啞，易傾不省，稍而間雜錯語。此屬高年氣血兩虛，素憂之深，不
耐火氣升泄，陽虛化風，挾痰火勃然擾動於中，而阻其經絡，脈肉擾其神
者也。按脈症，是中絡兼腑，而肢不用，今微能伸動，而肌膚痛痹者，
闔是不仁也。不仁為血虛偏右，則氣亦虛餒矣。舌苔薄白而厚，是氣燥津
虛。脈濡而弦，兩寸發大，是心肺兩虛，而又是痰。心主血，肺主氣，虛者火易
上升，氣易下陷。既見楚悶，易鬱多煩，火痰當熾矣。此所以昏氣而帶中
痰嗽兼血而不膩，高屬應乎虛實並到，按屢見古人痰火內中者，先治其內，
務使痰火不為擾動，神識以果來，然後百骸從令矣，而或偏肢之不仁未能

虚夏又診 痰為圍治況心主血脉心氣清則血脉亦流通而易

西洋參 陳皮 云神 宋半夏 只實 酸棗仁

山梔 川貝 阿膠 甘草 川連 蓮子 竹茹 桑葉

頭服五六劑若得痲疹而適透白痦瘄間痰氣不致阻可去半夏

只實加生地杏仁麻仁○若大便久閉憤而通因通利必使其急迫處圍

不寐又服已豁用搜風順氣丸

右苔已退而舌質胖痰未清濁氣息漸舒大便暢行濃而色黃者數次今又

七日不更衣溲溺通利而色赤清胃納尚和但未甜睡痔坊翻而痛漾痰涎或

中焦痔膿夾雜而未能離別彼觀諸症大都痰濁化而火未熄陽從腸胃津

液虧耗虛難復和得以痲出而便復閉且獨痔痛翻時太甚若是陽明分主肌肉肉主

津液津液寬則莫以灌溉臟腑而流利機關機關乏極亦弛而不張右肢之氣不舉
由於此不仁則不能用矣今欲求其不痿即癒當先養陽明以存其津液胃和則
痿而腸通則便調而痔收治內外兼治以治分之脈右濡而寸獨大大者邪入肺之宜舒
乃虛陽之上僭耳至于耳聾舌腫心煩易怒畢露其機則時當大氣外泄宜兼養
陽通為主久之前證步履稍可得或便能扶杖逍遙矣

澤瀉　麥冬　黃芪　茯神　小胡麻

金石斛　白芍　甘草　生地　阿膠

米仁　柿餅

先覺左足中指斜進分側之筋痿痛漸至兩足皆痿痺且不良於行者已久
年餘矣脈沉厚便難舌微白此濕熱鬱於肺胃而成痿躄也肺病則治節不

行走痠多而不耐久，右脈胃病，則大筋緛短，小筋弛長，日久病深難治，當宗痿獨取陽
明宗經或可遂藥。晚發錄方兼　匠門叢書

石斛　木防己　苡仁　澤瀉　阿膠

豨薟草　川牛膝　川柏　知母

年逾古稀，奇經虛虧，下元漸虛，寒濕遏留于腑，腑陽不和，氣逆下陷，下焦脾泄
脈來濡旺，釜底火薪之象，高年患此，和陽不能運其土

四君子湯　淮山藥　升麻　肉桂　益智仁

雄羌　澤瀉　蒼朮　伏龍肝

痰飲同聚，痰氣上逆，邪結於中，月餘不解，脘與右脇痛痛，微欬，胃鈍，便溏，原屬
肺胃為病，再行感風，風溫外襲，引動內飲，以致身熱微咳，無汗多欬，苦音澀促經

傍晚頭目疼痰多稠黏病勢亦平而舌赤口痛脉小而數是肺胃風濕之熱猶
未盡然津液未免耗損此時宜兼養津液以化風濕之餘熱佐以理肺胃之痰
氣不必專重病邊肝旺克肺金清肅肝木自能斂戢之

麥冬　杏仁　陳皮　川貝　石斛　[illegible]皮

鮮生地　紫菀　牛蒡子　枇杷葉　生甘草　白茅根

腹中瘕聚之攻痛似減身熱之憂逆圍邇神識之昏沉已醒稍能進粥安寐似
乎胃有轉機然舌白肺經之吸受痰聲氣息臍腹有膨滿按之似覺五六
日不更衣並與經圍之意頻轉矢氣則腸胃尚欠流通從此當宜肺理氣以化痰
為先不致痰氣上壅為病危候或可挽回之矣

烏藥　沉香　陳皮　雲苓　萊菔子

杏仁　川貝　石羔　只壳　茯苓

不順，痺氣血不通，先宜通養陽明，前案論之詳矣。今右肢微知痛痺，是具脈

絡微流通之意。但大便堅澀，脈象沉遲，耳鳴舌謇，神氣不振，經謂陽明

腸胃之交，和以期氣濡血潤，尚遠。此症首重腸胃，必須窮究其難通之故。蓋

年風秘，前賢都責諸血涸之虛，矧近年來痺血之虛，以多不少，血虛則風動

將腸腑之潤，則養血正不可少。今胃氣稍醒，可以參入濡潤養血之品矣。

清阿膠　大生地　丹參　歸身　巨勝子

柏子仁　党參　洋參　川貝　青蒿

肢体熱痹而痛，是血虛風燥所致。脈絡如此，腸胃亦可知矣。所以便難已越數

日也。高年中風，究是血涸不充，內風旋動之故。古耳前是侯氏黑散，以前填空竅以

禦風濕燥熱以地黃飲子以肉蓯蓉滋以清風之內生之皆屬偏也而但雖一症尤

為血虛而燥既受風秘之說亦不一然予須因時制宜以療病製方今秋

生形色燥竊未何以釋秋燥之合計惟是久病之圓因喻嘉言清燥救肺

法未兩而調理精參和緩兼胃　法異其脈通經佐和緩

清燥救肺湯　冰糖　陳皮　大生地

陽虛氣長泛咳喘之症中陽既傷上逆為呃下墮為腫汗多食少大便燥

黃芪茯苓能堅小便素經脈沉微證見陽虛濕泛為勝以為理之自然故水腫

之翻氣皆血虛諸陽虛衰此中又是剝蝕陰藏弱而濕又感一味補陽未

免助濕宜開通陽法以調中疏脾兼其呃呃止而腫漸退如宜構築飲食以

佐壅遏式微之陽

四苓子湯　防己　杏仁　澤瀉　括蔞皮

萆薢　大腹皮　甘遂　大戟

瘧已平，餘邪因氣滯下墜，先覺大便艱澀，惟小便淋悶，色赤熱痛以轉矢

氣則積滯，若例罷丸，後大便白膩，脈左沉滯，右弦搏大，此屬足太陽膀胱濕熱

又化下阻脘腸，以致厥陰氣滯，由累及疏，故二便俱澀，當議從厥陰以係氣

化之機，法以專用滲利，俾得氣不下墜，則陰升陽降，上干嘔食噁呃等弊

歸鬚　木香　延胡索　青皮　瞿麥

烏藥　桔梗　金鈴子　川連　小茴香

茯苓　桃仁　升麻

初起寒熱不常而發，繼較瘥，惟仍間日瘧狀，四作寒熱俱盛，嘔逆汗出，夜汗

或陽膿痰而已，淡黃苔白膩粗厚，脈象弦滑之中反似有力可見。初起原是新涼引動伏飲，因素來多痰，聚蓄之既久，則出之必多，但遏肺胃則寒熱交爭，即所謂無痰不成瘧也。今診才脈象，痰飲之留於中者尚多，然須緩為佳，化以徐運通絡之法也。人安

洋參　杏仁　川貝母　元參　生地

阿膠　蓮子　金石斛　枇杷葉　藕節

前投運和陽明方藥，黃疸日退，胃納漸增，而又作寒熱如瘧之狀，一日汗出熱退，濁邪漸淡，想此番之寒熱，未免小有勞倦飲食之所傷，風寒之所感，然亦未必無濕熱之鬱結於中者，鬱而求伸，而肝脾之內風亦未免因起居不慎、寒熱觸動故也。昨日驟見口眼喎斜，也喎斜為中絡之輕症，然由此而觀，則肝脾胃

之虚已甚一班戒勝然而飲食起居年自当加意慎攝今后淡而兼脉虚而經仍擬養胃承津為主稍參滋肝脾法

党參　二陈　麦冬　白芍　粉丹皮

洋參　谷芽　穭豆衣　米仁　桑葉

向有痰氣喘之症每發必咳嗽不能平卧而發于冬時爲甚此正大凌冬之氣也院經多年肺胃陽絡受其衝激久矣今当此流火爍金之令絡血妄動嗆咳肉嗽春進甘涼以由來久矣今脉氣濡虛而静以論之症勢尚可然但時脉左寸虛尺大易燃宜静養善于調理究仍不可忽者

阿膠　川貝　真珠母　杏仁　紫菀

淡秋石　白燕窩　麦冬　炙桑皮　大胡麻

梨肉　枇杷叶

秋来胃气不佳，时觉胸中空洞，嘈杂，大便溏泄，脉象虚滑，高年津液不充所致。甘缓濡养，以充阳明，不致内风扰动。

熟地　党参　麦冬　淮药　炙草

女贞　阿胶　黑芝麻　金石斛　霜天柚

七月下旬，间疟而作，继以泄痢，此伏气晚发，湿邪未必清澈，后因病中衰

伤暑热伤于中，风燥随移而遂致肺气不宣，而作咳嗽。大凡暑热伤肺，

风燥火亦伤肺，以致痰疾，虽伏而风燥火之火逗留于伏，不能横越而伸，舌音窒塞，

流涎，百骸俱不能自主，且头痛都在乎以上，而并不能行步，知为风厥，中宵

是痰火内扰之类中矣。又十言謇言，痛能稍甚，亦能复诚，盖痰火因火熾痰

不出州火復盛，所以越五六日而諸症復作也。今身熱無汗，面紅齒燥，舌蹇

涎流，左手指微强自識，口燥之極，脉右滑數，而右寸關尤甚，顯屬肺胃蘊

風燥未清，痰火互擾，經脉之類中症也。擬滋肺氣兼胃津，鎮肝陽以化痰

蓋主痰出則風火自熄耶，否則類中亦平

羚羊角　生石膏　阿膠　麥冬　川貝

杏仁　天竹黄　陳膽星　桑白皮　粳米

去秋失血後，倦氣者不甘食，左脅動氣，晝夜亦竟不止，微致神疲，不能行坐，此皆損

症難復之象。今交春來陽氣發熱，似瘧之狀，向日後發而裡熱漸來，下資胃

飲，俟行發汗肉潤，脉濡，顯然體虛不耐大氣，分泄兩肘金之運，又乘靈而聚

今冬頗稀，脉靜，然左脅仍動，湧脇隱痛，肝膽之孫，究未獲復，經動血溢如擾

經秋熱氣熏蒸頭額殊多汗脘接嘈雜現症皆擬和陽化濕以顧脾胃以應天時之臻貞吉

歸芪　淮山藥　女貞子　蓮子　茯苓

澤瀉　米仁　霍石斛　淮小麥　絲瓜絡

白茅根　通草

血虧陰常虧胸脇隱痛左脅動氣寐中盜汗煩熱口燥渴飲營陰原虧虛損證似勞之萌芽形瘦氣喘脈神安靜少語怡神靜養為唯後之恢復

西洋參　炒西芪　麥冬　左牡蠣　川貝

女貞子　旱蓮子　北沙參　藕節　紫菀

新涼風燥之邪上擾肺金初起發熱微寒似瘧發熱久而不解以致燥火上逆灼

齒衄風痰上壅，以右齒頰頸腫痛，兩目大眥赤，牙頰連不舒，齒燥舌

進不食不飲，脈濡弦滑數，此是風燥痰火，顯未清化，且痰壅閉肢之實多

滯氣，尤肆宣肺化痰以救之，切勿遷緩生變

羚羊角　浙貝　牛蒡子　天竺黄　天虫

生白朮　煨石膏　鮮生地　生桑皮　一　杏仁

石菖蒲　竹瀝

前進已退，而潮潤澤，痰涎漸來，咯之次爽，耳旁且腫，已以為其毒必留痰涎

漸多，頰車應手可舒，然後進其食，進復通過喉，方可且生全之慶

羚羊角　白殭蚕　牛蒡子　文精石　寒水石

天竺黄　鮮生地　海浮石　昆布　紫花地丁

去秋以来屡受外风，或形寒，或泄泻，间作向日。前复感风，微热，汗出，背解，唯吐痰，痰泄泻，脉数，舌苔垢重而舌白，脉右寸关两部独见弦大，此阳虚卫弱，外风易袭，肺既感风，则胃饮瘀涌上逆，不畅则下迫为泄，此即外风引动内饮而为痰泻也。和阳以治阳明之饮，理肺以化外感之风，仍是表和里之法

六君子汤　麻叶　前胡　杏仁

上年初秋，卒然晕仆，口眼㖞斜，语言謇涩，神识模糊，右肢不用，此内风挟痰中经也。素体脾胃之痰蒙闭清窍，阳化风动，挟肝挟内蕴之痰，缘阻脾胃之经，与肝肾大虚，瘫痪之症，大凡巨剂治之不当，痰阻经络，急补急壅，固获日深，以致历半年，多饮而舌謇，肢废，神机不灵矣。至于今，此也此时宜通经络以化锢蔽之痰，殊非易之宜，缓图之，兼徐徐

羚羊角　天虫　陈皮　嫩钩　小梗

党参　龟甲　川实　石菖蒲　芦根

生姜汁　竹沥

内风挟痰中络，已经年余，治之不当，痰阻隧窍，右肢之弹曳尚不可屈，而神识欠聪，语言蹇涩，此由络搜剔隧窍，启发神机，能耐心善调，何能速效。

生首乌　玄参　大生地　白蒺子　石决明

只壳　石菖蒲　鲜生地　橹豆衣　小梗

党参　远志　指迷茯苓丸

伏气因秋燥而发，曾患耳聋，谵语，调月余，身热退，今诸症皆平，惟咽

燥，目甚痰多夜咳，五六日不了了，不饥少食，脉濡滑，左部略见数象。燥之

伏气与相而秋燥，未能清化，而见痰痫咳嗽，肺胃津气素亦不足，宜以甘柔

滋养之。至气虽甚微，秋令免复

金石斛　麦冬　川贝　桔红　粉丹皮

阿胶　瓜蒌　杏仁　甘草　枇杷叶

去冬痫后神疲，但苦乏力，而刻若仍素肝痰饮风之体，今春木动，易感风

邪。此外风与内风交煽，化阳鼓荡，痰饮易浮。本三月来屡为热汗，喘咳谵语

痉厥，当状如臣更有甚之，逆当大气升泄，以致肝风鸱张，痰饮僭逆，又见

多痉，痰痛，神昏，耳聋，目瞪，脉小弦数，其阴之津液皆被风阳灼燥，闭脱是

矣，挽回大难

犀黄　犀角　阿膠　粉丹皮　天竺黄

羚羊角　石菖蒲　三角胡麻　化至宝丹一粒

初因胆胃不和痰火内蒙时发昏痉似癫痫之状久则涉入厥阴包络之每逢病必火痰便结皆红舌赤躁擾譫妄甚或踰垣登屋此癫而兼狂者也病经五年诊得脉沉舌胖耳鸣溺赤宜先清养心胃以疏通包络且须寡欲节劳烦庶乎厥疾可瘳

犀角尖　羚羊角　天竺黄　元参　石菖蒲

生石羔　竹茹　只实　朱灵丹

痰病每发昏瞀谵妄火痰必往前日复复而往痰始炎此痰阻内络也然凡七内伤外感皆能鬭发平时经络淤滞眩悸食少面黄舌刺白色

纏蔓延于心胃已數年積病既多服藥不能除除且復圖之

生地　歸身　白芍　丹皮　天冬

生山梔　天竺黃　雲苓　只實　丹參

伏氣暑發濕濁飲食失節致傷爲痢裡纏及目赤白兼之滯下已止而脘

腹時痛脹悶不爽胃鈍食少然積滯之未清下胃津消而傷瘀氣因之尚

中阻也今脈象左濡和右三部尚覺弦以消以通其腸以柔其肝

血調氣而達滯之

烏藥　蘇子　川貝　歸身　白芍

生川朴　甘草　桂枝　只殼

風濕寒感之久已踰及而表熱已散音室口燥痛已退而寒畏甚神煩多言錯

妄意究厥至理，痰火尚未清澈，進粥飲輒作腸鳴，脘痞楚之，是後而痛

大腹脹滿，上噯下轉矢氣，自言右耳聾，脈沉右弦，弦而久流利，左弦小滑，凡

風濕化痰，邪熱互蘊，紛擾之機，決不致透徹，而爲嗜證合參，脈症皆

泛歸皆不能制木，肝陽乘虛上犯，陽明以致痰火時結，內擾神明，其胸脘

痛，大腹脹滿，噯氣矢氣反振，陽明機實之症論，理所宜化痰宣氣，伸宣

之，權以抑木之法，則陽明庶不致痹塞，而痰火之餘邪亦自清矣

犀角尖　洋參　杏仁　蔻殼　人中

天竺黃　蘇子　瓜蔞仁　川貝　枇杷葉

案　素體肝陰不足，易郁多火，致令木火偏旺之質，今及七年，日喜進甘涼

於秋後汎遠，因暑熱燒灼，繞於胸，近因其反，其常則火腸既受其燥熱歟

陰又助郁火，以致腸血殺下，血色紫黯，糞色蒼黃，腹中氣聚攻逆，亘噫氣与矢氣中仍不快，稍見郁悶則寢食皆廢，右背舌唇燥，口乾，皆腸血去多，風燥火熾之象也。凡肺腸為病，前賢皆主燥論，況又挾肝經郁火而發于秋令之際，其為大腸燥金之病明矣，不待論及便紅口燥，需的法也。且木火偏旺之質，陽明腸胃津液易被消爍，今病屆五旬，腸不潤則胃亦虛，自然痰飲上逆，故口燥而思渴飲，不反喜湯也。此屬久病之並症，又當分别視之。今脈診右部虛小而静，左三部皆小弦兼數，急者當通養陽明以止血，養血則肝得養而不致橫逆，胃氣不逆則漸就通和，庶血不致纏綿。

粳米　側柏炭　陳皮　玄參　阿膠

粉丹皮　荊芥　桑皮　白芍　甘草

柿餅　白蒺藜　烏梅

秋分晚發之症大都必挾秋燥故感症不瘧必多難復今病四月之久胃知味而不能納又復腹中攻脹鳴動大便必遲數日至夜眼澀不申是病不在胃而在腸矣腸腑以通為用以降為順填補滋膩似阻不津液滋充右降不及則左升自然太過肝木反旺於火下動而為風癲痛耳鳴夢泄自覺腹中濁氣上衝此症厥陰風木僭動所謂自覺從左發者是也今脈見右沉澀左弦動宜調肝疏腑以治其升降以肝屬升腑降腑降方能胃和今擬白夏蠶沙滋自可激矣

大麻仁　清鹽丸　元明粉　青皮　沉香

杏仁　郁李仁　桃仁　當歸　荔子核

調經丹　月季花述癥瘕既是三果七上年腹痛已止前月經後行六期而止

淋漓漸止近日胃納漸和食物已味者八九之光景亦易調治多年積虛

久病似乎已就緒矣但癥瘕未平而衝任陽虛未復子丑之時腹脹左轉

厥之筋痛攣痛血液未充陰不副陽之象故晨間易汗泄也胃納未和而脾

胃痰氣亦滯中脘及左脇按之是塊不能移亦不痛痞滿氣溜飯鯉或泛

或溏又滯而不快腹內攻動腸鳴反逆猛烈氣分未流故飲食不能肌膚

之充用柔藥育陰恐反助其痰氣是滯若用剛藥開氣化痰恐致劫爍

津液宜仿前賢分治之法以柔藥養陰用煎以剛藥理氣用丸煎丸並

進庶乎於濟而不致於悖矣

三十三

熟地　归身　白芍　乌贼骨　阿胶

川断　杜仲　菟丝子　杞子　木瓜

以上益剂

寅子　去草术　淮山药　瓦楞子　川椒

青皮　海浮石　砂仁　香附　水泛为丸

烦劳阳虚，阳虚则饮聚，种种郁痹多痰，饮为病。盖烦劳二字原该劳心劳力而言，阳虚二字亦不专指一脏一腑之阳，惟此阳虚则水液之入胃不能游溢精气，上归于脾与肺，而通调水道，下输膀胱之常，留聚饮阻，遏其阳不能升降精运，所以先是口淡食减，口淡胃阳虚之，食减胃气滞也，继见短气不續，卧则短气者乃微饮，微者言其饮气不多而虚

於陽虛也脈至左脇下漉漉有聲按摩之稍能通運是飲聚于肝膽部分而撤著
其所加之右腿麻木是飲之聚於陽明大絡也右臂痹痛是飲之聚于厥陰之旁絡
也惟其飲微故十數大劑惟其陽虛故久不愈然至陽虛飲聚原是一貫至於營
陰亦虧是緣之虛而又虛也證今經年相投劑已多而未見成效亦是徒知其
虛投補籠統原野而不知從痰飲入手用補也金匱篇中所云短氣有微飲
當從小便去之苓桂術甘湯主之腎氣亦主之條既云以苓桂術甘湯通其陽矣何
意復出腎氣丸以納其陰中之陽乎其云亦主之者真示人智慧於無窮而其經
又本易看實蓋短氣則不獨肺主出氣不足而腎納氣亦難故其徵飲好陽自宜
通陽凝飲挾陰氣而上逆致呼吸不利且至吸氣短則亦宜通丸滿下焦之陽以期
旭陽下潛而飛騰不猶用萬字丸雖並行也經旨昭然正與此症符合腎氣

之納下不可復矣其參苓甘术之治中府當療其功微而其業難復矣
且性純陽易助剋肺金藏之時因處其是否至閉塞汗動又宜稍以
靜藥參术之類病之理治之法粗陳梗概如此然不病之由來積歷於伊
未能取效之速也宜戒勞思慎起居數月靜攝功夫自可漸期康復

金匱苓桂术甘湯　黨參　法夏　白芍　北五味

早服金匱腎氣丸

初起齒痛頰腫原屬風火上壅陽明經而耳聾兼流稜膿先右後左是
陽明風火達及少陽邪未清而復加鬱冒以致寒熱交作火痛偏發是
太陽亦受風火也其頸面大若近今牙齒耳輪尚腫頷痛舌刺脈左弦右
濡此三陽皆爲邪擾蔓延難化也宜兼養陰和胃爲主清火消風爲佐循理

錫孫手札六冊
渺後藉殘文
公諱一溥時

福源湘子向安

蒼朮　鮮生地　粉丹皮　石決明　麥冬

羚羊角　玄參　茶菊　大力子　山梔

薄荷　細辛

大人體本胃弱多咳，飲食兼人之量，加以稟性禔躬謹，為松柏貞固矣。兩手

赤腫疙瘩屢發，甚發也，腫自下起，由足及腹，上至頭面手臂，甚則疲憊食

火動輒氣逆不能平臥，並囊俱腫，小溲淋漓艾退也。大都專科以辛藥

為丸為湯，峻劑逐水，或從及足傍道，或從大便直瀉，此由之藥矣。然不皆

淺劑投劑，火而見效，速甚猛利可知矣。且嘗其味辛澀，髮嗽，既嘗僅似

黍米而味留舌本，歸時不去，則其峻利又可知矣。自前年秋至今

詢察再四，其情狀大略如斯。今診得脈象右三部弦而虛，其弦見於浮中取，緩為多；左手因偏傷支撐，氣滯鬱甚，致胃腫厚，按至骨，關部微細，寸尺大甚。神色萎悴，氣息從逆，尻以代踵，脊以代頭，疲稠色黑，溲之難出，溺少便利，其色黃赤，日食不過四五盞而飯僅日甚少矣，唇黑缺乎盈肺受心滿腎平，此皆虛證而未見，且幸神魂不亂，音吐清亮，然亦疲憊矣夫。

水腫之為病，其所以致此者不一，而其為狀亦不一，初必日積月盛，久必泛溢過濫乘其脾散奚于瑞僥倖起倏減與其之元氣於為傷伏消長，然虛攻虛退虛退虛真其實也。病者皆匪醫者之語繹未善，匪醫者皆病者之調攝未宜，而不知水腫之為病每如是，其反復不常也。夫治水之道，行所無事耳。疏鑿決排，堤防導引，皆宜就水之性以順其流源，然流源亦須明辨第次

尤當詳察，稍不如法，難奏膚功。今承以問究厥指，以何者為本？則支飲為本，

皮水為標。必究其原，則思慮傷脾，勞倦傷肝，蓋脾不能為胃行其津

液，則水穀酒醴、肥甘不能輸精布氣，遂中阻以達四末，留絡浸淫，皆為

痰飲。至酒加以厥陰風木鼓盪，酒熱則飲聚之，飲酒挾距殼廓胸脇，

遍經隧，壅塞腠理，以致便溺皆澀，寢食俱廢，無所不至害之，惟以待斃。

三焦異理，蓄而聚者為飲，匯而溢者為水，蓋飲為水之漸，水為飲之

流。經絡後疏通，可以奏功，又必究挫其飲，能使滌飲，可以了局，又必探討

其所以聚飲之源。既此症必是尼本之邪乘間竊發，或推或挽乎而

又況是賢勞如此，倦眠廢載，如此以六旬之高年，困以載之積病，未學

淺陋，而僭筆代籌，計必求全，不啻如盤載之重矣。竭思殫慮，

以固後才稼，必須和肝脾開鬼門潔淨腑，三者並行之，家經重以先後援急，

然不可偏廢，使脾復其輸運之職，肝遂其疏泄之常，則瘀滯者或

可循途而歸，鬱濁者庶幾風息浪恬。今專科投劑，端自似獲小效，而

越個月又反復，且窮其用法，亦似小參術，縱敢遂偏論，徐俟其因致而樂為安瀾之

處真宜退而靜思，博採匡籍以備萬一馳驅之用，謹論列如左，請訓

此其附　宮保病已垂危，猶確守草根方，不可破斧多算其奏云病

已察真自調養匝月，據稱視多以奏稿出示，手似不敢疏方，觀其案

中附其傳茶命推論病情如此

又陳諸茶皆傳緣由

昨年進謁宮邸，覲大人色脈神氣皆似積勞不可支，腫陷滑藏溺，又微大而鈎

前請之至左右侍人似皆以為宣通水之分更若緊要之着而不知水之為
病在胃為本在肺為標肺畀土既受溫邪肝陽又加鼓盪愈壅愈宣愈逆
愈壅則至中滿陰沉水寒不竭幾至數日飲食僅進稀粥天下寧有
枯餒不能持戰甚者當之其收功於效者乎此蓋由於專科之醫尊
信予知守一定之師傳圖僥倖於萬一以治蔡公羸劣形之法概施諸
吴氏信賴之多若致剝國之禍也又致剝是食其肉猶多道乎此最之
所以病以疾首而難停藥之說者也夫藥猶兵也不得已而用之以去
病耳表散攻逐所以去病也溫清和解所以補其偏救其弊以適于
中之和緩至補益培養之法在邪盛病未盡去而正已久虛當忌攻
補益施補瀉間進之法參伍錯綜斷至必至于見利而莫解以未及病

經歷年，發已數次，不辨病之淺深、體之虛實，概以峻下一法，希可屢投而屢效
之羔。此症之起，初由飲啖兼入，胃強脾弱，繼則憂勞過度，氣竭肝傷，飲
食歸入脾，不能爲胃行其津液，上輸於肺，下利膀胱，通調水道，流之雜由
乎淀之塞，不探其本而徒逐其末，豈止鄰國爲壑，勢將必竭一身之津液之氣
空存，何況直攻，危若當涸而立待。好了大患以爲此腑之腫，純水也氣也，此腑之浸溢
既而道之又通，是水泛之已竭也。若再守飲食之屬禁，進暴戾之劫劑，初何
異於勸寇而兵資寇糧，則兵反爲寇，濟師嘆餉而當於驅迫，則民盡爲讎
耽公何君以千金之軀，經傳孤注之一擲耶？然古科之攻伐既不可用矣，而補養
之劑又何以不亟進？蓋草木薄悍烈之性，留於中者未必盡化，遽以補養之劑
接踵而進，不但虛其反兵而閉，且恐助其虐而滋其戾。夫藉寇兵資盜糧

識不知身痛休兵待時而動之為萬全也據攘之後相與休息古人原是

糜粥充養之法伏望大人放下萬緣靜養數日通體內臟與病相安

頻進糜粥以養其胃使其胃中沖和之氣稍稍來復灌溉周身濡養百脈

交接而後流動自然不期腫之退而自退不期瀉之利而自利斯美前或

不然之後審機度勢計出萬全大人之所宜卜貞吉又或不然則為斟酌之

藥仍在己更進而謀之或不至實飢無之嘆矣謹疏諸藥皆傳緣由以答

明問惟冀納是幸

容保閱昨自云論知病已莫挽郤之不肯自投劑以免因誤昨日讀公

之案切實曉暢惜過之不早耳然公切勿以去年大留或是第一轉機

須求停藥靜養然而其實推辞亦厥是近理但家人求其識語千

里术医者治遠未如何袖手不一援手請公真以停藥之說著論一
篇以飲衆論免致於瞎不醫因作此案移院時　宮保傳諭以筆楷
進撫部政臣撫察之以下承抄一錢而志誠知　宮保之病必不起矣趣也

日果瑩

煩勞傷損肺衛酥懈冬溫風燥之邪客於肺衛初起即見微寒而盛熱欬
嗽神昏譫語近今自日燥熱氣迫蒸儒良氣分呼吸只音痰嘶稀而唇
嗽不甚爽頭痛頭暈耳鳴頸又紅唇燥舌絳苔黑裂設欬引胸脅隱痛脈及
寸關俱滑數而促此冬溫客肺之重症也人向高年素有餘痔津液久虛
今肺病偏熱而邪勢甚最易劫津涸液痰膠氣喘之盛頸汗便結最防驟
脫慎弗因小有郁熱滯食抛荒主病矣又食滯今大便一次腹右有塊脹滯

未尽肺与大肠为表里也润肺即可通腸今用以滌气化痰急救肺存
津养液为要着

泻白散　苇茎汤　川贝母　瓜蒌仁　杏仁
白茅根　鲜生地　枇杷叶

初起寒热头痛咳嗽汗泄似属风伤肺卫之病奈郁气素盛而且肝郁
乘肺既不宣肝必为逆挟饮阻络上干清阳以致咳逆痰带左胁隐痛
舌苔厚白干而不渴胸脘痞闷不饥脉大弱而涩经短而见此痰饮
阻络气亦膹郁之致逆嗳作酸两左胁痛甚或气至巅耳鸣头晕此肝阳
化风郁而为热之候而言之据所为风引动内饮继则肝阳化作内风近今
八九日所因偶作而痰饮肝风互扰不休脉右寸及三部弦而近数急须法

參以剛木通陽以和飲但体虛不宜病歷久纏

肉桂　茯苓　旋覆花　真珠母　浮海石

白蒺藜　杏仁　川貝　竹二青　瓜蔞皮

陽虛之体素多痰濕加以操勞鬱鬱肝風氣失調順乘陽絡挾飲化風以致脘痛徹背膺及胸脇䐜脹痞噯作止不常四肢面龐浮腫是飲泛於外也耳鳴痙搐心煩少寐納食積緩是風動于中也凡肝升太過必致胃降不及所以大便艱澀而脘痛數月不已也按脈右虛滑左弦數舌苔白膩急宜通陽以抑泄肝和胃法

洋參溫膽湯　蘇子　旋覆花　海蛤殼

鮮薤白　瓜蔞仁　宋半夏　新絳　桃仁

肝病多熱，由來匝月，病發而剝，苔口苦，惟覺體倦肢懈，奄奄乏力，納食艱運。似乎肝病肢倦乏力，脾陽虛也；食入肝滿，胃陽虛也；多熱肝病，孤陽上燔，龍雷無以潛藏，孤而亡之陽虛，陰戢陰陽不相交，再擬鎮攝上騰而為病之景。然虛火宜溫，焉一意溫能除大熱，若誤作真火，立見其斃矣。

附子　肉桂　熟地　枸杞　龍骨

白芍　党參　杞子　茯苓

素有右頸發病，原屬陽明濕火上蒸不下降，而此乃但陽明胃之氣不降，而厥陰之火亦因而上升，以致右足大指病先發作，由足及腹，上至脘脇脹，肝膽胃間聶聶之冲，失行潤養，消渴口苦，舌黃，脈弦而數，顯露左肝

胃脘痛宜通莫因高年遂投膩補究宜通脉最忌以去病爲先去病即所以安正也病原易治毋得遲延久而使正受之

一　生川朴　粉丹皮　川連　茅术　福澤瀉

小青皮　赤苓　大腹皮　金鈴子　王不留行

米仁　川郁金

腹滿兩月臍大筋青狀如病鼓不飢不食亦不得平臥足跗似覺稍腫而印痕如故此爲寒濕之邪侵犯脾陽使然大凡陽弱之質寒濕必易聚而用事所以近日來陽氣虛則病氣劇也然土爲萬物之宗居中宮以榮養四旁共受納水穀原賴坤土脈之運其化氣化血則賴健運之功既爲寒濕久踞機軸大失健運由是病患危之至於此極也金

要略云：腹满时减，复如故，此为寒，当与温药。可见古圣先人用意深恐

后人误认裏实，遽投攻逐之剂也。然以此之余人，自当与温补，切莫

因病久而妄为猜疑。盖脉阳充则寒之邪退，阳复运则湿浊去而经

症势难除，不妨缓以图功。

附子　生姜汁　毕澄茄　吴茱萸　炙草

炮姜　云苓　淫羊藿　巴戟

投剂後肢势缓，稍能進步，安寐夏夜三次，脉胳涩就困，融去之痕。但

之虞。诊脉左濡细，右滑数。内经云：脉弱以滑，是有胃气；然阳气犹未

左复已效之不及，从述，仍照原方稍为损益。

附子　炮姜　肉桂　于术　菟丝子

淮山藥　萆薢　党參　吴茱萸　舶上茴香

肝陽挾濕循經上行，由足大指循足入腹，抵胃過鬲，抵咽，昔或歐而肩背部疼，氣酸跳，及肝經之循行，腹底之丑跳，一由中棧鬲，一循陰器毛際，旁連少腹丑膀也。汗多火躁煩躁，腹脹舌黃口渴，是溼皆肝氣挾濕究竟未能清舒，此證易升而難降也。今參脈之弦象，似是柔和之意，但數象濈退，大便累污而尚欠通暢，此宜調肝化濕，主通主降，慎而因寢食未和，体氣倦怠，而遽投補劑，經月之功，當必渺然臻康泰。

歸鬚　米仁　炒橘子　小青皮　白蒺藜

澤瀉　桃仁　云苓　絲瓜絡

吐血起于前年，原屬因傷動絡，妄處發，今夏五月，初頭咳嗽痰火血初秋當午寒熱似瘧，是先有溫邪，後受暑濕邪，評纏至四月之久，自然經氣不免震動而血隨涌溢也。今身熱舌黃，胸悶便污，喉癢時欬，右脇之痛具止，而脈象弦數，左甚于右，顯屬暑濕之邪由氣分傷及血分，肺胃失降，則肝陽更易升也。宜氣血兼達，語氣清其伏邪，使血止，并商止嗽之法。

川連　北沙參　茜草　杏仁　冬瓜子

米仁　川鬱金　川貝　炒蒲黃　生地

血止後欬嗽亦稀，精氣喉癢則頻作，而痰甚微，夜寐安適，胃氣亦和，惟微熱蒸之，面黃舌黃，溺色渾濁，脈右三部虛濡和，左三部數象已退，小弦未除，究屬肝部未振，稠挾內蘊之濕熱，鬱蒸於上，薰肺胃則食少而欬逆也。

嗽強血咳已安靜可若翻騰油滯之氣但欲嘔已經四月之久必須運脾

清濕調肝肅肺務期激之搏退致減為要

苡仁　杏仁　粉丹皮　茯苓　川連

炙紫菀　川貝母　滑石粉　地骨皮　綠萼梅

麥冬　蘆根

接甘涼淡滲苦降之劑以清肅肺胃厥陰之氣以滲濕化熱已及旬餘蒸熱

退食諸頭痛稀瘥安右設半粉已微黄小溲短帶黄色苔至陰囊濕瘡

淋漓頗移失氣蓋木汗泄足見其鬱于肺胃之濕熱未盡猶伊多矣今脈

沿左部浮濡右關尺同惟右寸略見滑象晨向欲痰發亦且厚宜滋潤

肺胃之陰以理氣化痰傳務使濕熱痰濁漸就清澈則胃納可充而肺氣

偏陽虛濕勝之体恐其遷延難補

金石斛　橘紅　茯苓　生苡米　澤瀉

阿膠　川貝　鱉甲　真珠母　粉丹皮

葦莖　枇杷葉

仲景云厥陰之為病消渴氣上衝胸心中疼熱飢而不欲食食則吐蚘下之利不止蓋指肝為剛臟性主疏動怒郁過度化火陰升所以消渴心中疼熱肝氣通心二火交煽也侮胃所以飢而不欲食脾受尅所以下之利不止也與此症頗相符擬從治肝不應於扶脾錄方請　臨門斟政

范志麯　霞天膏　粗桂枝　生姜　白芍

甘草　飴糖　大棗

曾進辛通苦降法以通腑氣，濟投但諸症不退，而大便有加燥結者，良

由時際涼秋，當金之燥氣，必挾長夏濕熱之餘氣，以致肺胃大腸之結澀

未遂形寒燥之，則津氣皆澀，而不引凡大腸肺胃之金乎通降，失所循

職則肝脾之金乎，此者益明矣。今脈沉滑大，強按苦痛，黃糙而中央燥

胃鈍，腸腹作脹，宜滋養肺胃之津氣，以通潤大腸，為金腸通則胃自和

胃和則痰濕鬱積之氣，皆可順流而降矣。

降香　桃仁　柏子仁　杏仁　火麻仁

瓜蔞仁　蘇子　黃芩　海蛤殼　旋覆花

鮮生地　白蒺藜　白蜜一匙

八月初六　發熱如瘧，是秋涼引動伏暑內動之感症，奈挾食挾痰而脘痞脹

逆吐蚘，时若家反攻之法亦不免，宜以原案主之。年八，腹病宜通，目濡润咽
而痛减，日溏泄，而气皆止。因痰之留连肺胃者多多，此绵缠一月，病未
了了，今交之热作，频加咳嗽，面浮肿，又病中之体虚，复加一层秋燥之邪，肺气
益痒，咳嗽痛复作，而迷眩，并燥也。脘痛连及胸胁，皆动振，气逆肺之膹郁极矣。
耳鸣汗出，剂头而且肿，病邪偏阳也；腹痛便难，溺急，此亦病邪偏阴也。体之阴
阳虽皆受伤，而秋燥之邪，大肠尚聚，在胸膈之间。脉右虚数，左小弦，皆数，顾
正但宜养胃存津，化邪但宜宣肺清燥，服先当照大局，未可偏执一隅，枝枝
节节之为，至于年，凭病势之危，何须再说。

杏仁　麦冬　五味子　川贝　甘草

蜜炙麻黄　葶苈　枇杷　北细辛　白附子

竹滙　归女

厥陰之脉循於陰器，初起若濕瘡，久而不愈，原屬肝經濕火之鬱蒸

爲出血，反而窩爛，勢大明屬肝血虛，則肝氣旺而濕鬱之火益熾，手肝

氣不調，甚至痛動，尤大諸法之流弊，此是今脉象弦數，舌苔黃膩，足帶白物

病而濕火又未能盡泄，然痛不平，則瘡何能愈，病屬難痊，尚當底止宜

攄其虛實，靜以持之，徐圖其效為之

川連　梔核　小生地　茯苓　澤瀉

金鈴子　粉丹皮　海藻　鐵花　消石

荔子核　吳茱萸

自幼至長血虛，精足近來所發，胸脅經脉之耗損，實多此來發湯

淋濁杂膏不止，頗煩渴多汗，耳鳴頭暈，肢瘦，日晡寒熱，自覺心熱而煩。左脈濡數，左寸關濡大，淋下痰瀝，脈全屬腎陰澀不充。經云：胞移熱於膀胱，則癃溺血。當以滋養肝胃，清經心營，以調小腸氣化，寬緩填補，不但與病甚淺，反礙胃氣，利水繁多矣。

川連　麥冬　滑石粉　血餘炭　木通

猪苓　福澤瀉　金石斛　西琥珀　棗仁

晨服知柏八味丸

素體胃虛，更兼吸煙殘嗜酒，積濕易聚痰飲，今因風燥襲於上焦，積鬱於中，又加外襲，寒涼助其痰飲，陰寒之性，以致腹痛而寒瀉也。然肺本是屬乎病，惟以瘧狀熱勢不解，得汗亦不解，反加煩渴，是燥火之

至夜咳嗽頻仍，更因鬱而發，舌苔黃膩，所以痰飲與濕熱交鬱，尚未除

似宜遵古七日進熱藥未復明，又益三日，脈弦滑，右部兼滑，重力顯，屬風燥

痰飲阻滯，三焦皆傷，肺胃大腸氣機窒痹，似宜疏肺行氣化痰通理三

焦，滌肺以化燥，清胃以和飲，通大腸以通氣，去病三焦皆不可失，不用涼膈

散而做涼膈用意

連翹　黑梔　杏仁　鮮石斛　橘紅

桑葉　知母　貝母　萊菔子　只殼

竹茹　蘆根

先覺左臂酸痛，漸次膝腿攣縮不能屈伸，移時稍徐，繼即微熱汗多口燥咽

吐痰濁不飢不食，近今已將及月，諸症仍不退，食而大便僅行，舌度皆黃

舌燥黑，納食甚微，舌根已退，舌苔白，脈象濡弦滑數，右脈尤大。左腿之痛不能用，仍然如故，兩膝痠及腿兩旁之筋腫結，實拒按，作痛，已成風毒流注，審其形證，則不免潰膿矣。總觀此症，初時原挾風燥之邪，由太陽直犯陽明，挾其內蘊之痰，阻絡礙膈，再阻絡則腿痛，礙膈則欬逆汗出，不食不便。本當調治理氣，且未免溫燥過投，悖乎急燥，以阻絡礙膈之邪，不但不能消散，甚感萬且益增其熾，其阻極而痿，宜其痿可難之證也。然痿為形體之病，猶易愈之；柔痛若熱汗不食不寐，則胃之津涸液枯，胃竭神散之變，勿坐此時治法，仍宜先救大體，以通腸退熱，歛肝養胃為先著，治痿治痛，則遂末而忘本矣。

洋參　杏仁　木防己　石膏　鮮生地

粉丹皮　川貝　川牛膝　赤芍　杏仁

甘草　忍冬藤　絲瓜絡

投甘凉濡潤通養陽明，方藥總以大便通利一度，左脇潰膿亦減，此

之義論，症已稍可，但餘焰未盡，陽明腸胃以及肺家之燥火究屬難清

化，源枯液涸，汗斂，但正氣未充，皆賦且有粘白稀痰，口渴胸次喉部白腐漸

消，而痰涎膠結，納食尚少，咽喉不便，而左脇之瘡亦必稍有潰膿，脈象數

濡滑，潤澤欲汗，此時脈左數，緊閉於本，胃氣之理，而香且意之尚未休

養，生息者約四五日，陰胃氣漸復，然和安飲漸增，十餘劑萬肉新生，至有旬

之久，或尚可收功，未能耳。宜養胃以清氣化痰為進補之步驟

金石斛　北沙參　麥冬　川貝　杏仁

鮮生地　橘紅　半夏　米仁　茯苓

竹瀝　瓜蔞仁

痿症調治數月，已能運動如常，胃和便調，脈左濡右虛，惟小有頭暈，發亦不得，赤光於目之光，此原因自幼初鬭睛，漸發上視，漸發失明，況與痿症同起，今痿已經醫除，而瞳子下大患景，以精竅素虛，神光不能自照，是非一時之火，可退復數，已屬難疑，此目科所論極難回春之症。前者以丸藥晨服，上午以補骨中真陽，藥劑以輔友藥之不及，藥能協訪專科，尤為穩當。

大熟地　甘杞子　黨參　沙苑　山萸肉

黨參　淮山藥　補骨脂　柏子仁　棗仁

肉桂　谷精草

中脘痞脹痛連右脇隱隱痛徹於左肝不飢不食二便痛脹以後甚則嘔吐

噯後快此屬情懷抑鬱厥陰虛陽無所鬱勃之氣乘胃為脹接法為

痛今舌苔淡白脈數左虛濇右弦大近有八日不更衣溺赤而或噯氣

或天氣阻不能宣暢中焦快懷多照痛不解渫濕經火法用降之序設陰部門用

兼調厥陰以和陽明仍候久援者為頒則

吳萸子　赤芍　歸鬚　川鬱金　旋覆花　柏子仁

川連　青蒿　白蒺藜　黑梔　陳皮

青蔥管　新絳

仲秋食療頸痛咳止嗌痛作月餘繼服兩脇下結痞並至顛頂壁宇痛

皆春之負營陰素虧久則肝陽失養而易動蓋肝陽之升最易造
巔而陰氣為肝脈所經也其治以温養補劑諸症皆退而脘右及中脘微
覺氣聚不逆脹時或噯有矢氣不得暢解腹鳴脘冷仮不大實由食入
作脹其氣時或抽引尻臀積引動則搖搖然左右竄中脈由弦而弦數
此皆厥陰風木過升橫剋氣聚於中則為痞氣犯脾胃大虛為病也宜
柔劑以熄風平痞自可緩之而辰藥辛熱過劑恐或更厥陰動血之
弊擇其温膩者用之足矣

炒生地　歸身　白芍　小茴香　川楝子
橘絡　胡蘆巴　党參　穭豆衣　川青皮
吳茱萸　刀豆殼

種種病情離合枯榮，皆由情志之鬱，而生久深之攻，每傷脾臟，風木內擾，以致陽明之開無闔，前案論之詳矣。今單就穀以作羹，時服冀神志閒暇，荒謬之不勝思慮之豪，此乃年殿不能致之安也。即此一端至語臍圍腹中痛痛，錐刺之聲，奔迫而下，以及脅肋偏左，予謂皆一綫貫通矣。情志鬱結，致病氣化無不速徧，所以圓活發離，無實無足靈也。此病以散子首最宜于夜咽，不使又自已試，以煎丸並調，亦因制宜之權變耳。

生地　歸身　白芍　穞豆衣　阿膠

茯神　棗仁　淮藥　木瓜　麥冬

甘草　白荷葉汁打為丸

荆芥　防風　桔梗　薄荷　丹皮

竹林　榮松　陳良　莊巷　四達

疹併並損

上年秋季嘗病瘧，瘧解後至今去年有間，至春發內蘊之濕遂不能解，甚至腫後且發瘡，瘡並陽虛受濕之體，陽虛則濕益不能泄，況瘧為經邪留連，而暑濕之為瘧，又屬陽經多，而太陽寄陽明屬腑者，為經邪傳腑由胃氣化，行過肌肉，隨經侵淫蔓延，甚者不到為腫，為脹，為喘咳，皆勢之必至也。今脈白露濡似絃，舌質光紅，但陽為困濕，惠之津液亦漸消耗，急須存津液，和陽氣，以為自強之本，佐以開太陽、闔陽明以止瘧，消腫必以病魔漸退，而後津涸到去，夏濕土之時，方可免除之困積之累。

三奇子湯　桂枝　炙甘草　石羔　紫蘇

抄奉　津沽　吉美侯

止宜咸盈是胃血也蓋胃本多氣多血去秋血症復發胃脈逆奔血動則氣亦動九四月中總積之痰飲濕濁亦能不隨氣以動痰飲濕濁皆陰之屬也故陽氣為之鬱而不散怫則必之最間罷窒痛經事年餘飲按歧溫補賦怫則陽氣不能通達而痰益窮右脇下流又至聲厥氣上逆或痞聚于中或横塞于内或浮越肌膚則不能起坐仰息沃沫咽唾食少大便時結時溏又一小便渾赤而少多變重怫異同如屢種種具在矣陽虛衛弱則宜通和濕濁內蓋則宜淡滲痰飲內聚則宜滌逐病機如此而病久元虛總恐楚理難得速效也

淨參　二陳　蛤殼　茯苓　豬苓

桂枝　福橘皮　半夏　竹茹　絲瓜絡

廿九日瘧得汗之戰而熱退，則暑邪已得外達之機，蓋戰則邪與正相爭，而異汗也。況間日又作瘧狀，則暑當未盡達矣。其熱之昏沉譫語，是暑挾濕之濁邪礙清之暑，既出則濕不能獨留，而其留佳於腸胃者，既久且其間不免與食夾痰，所以由腸腑之氣奔迫而下，夾濕夾滯夾血，或多或少，腹痛滯下，且見舌黑之宿垢，亦漸錯雜而來，則濕亦是下達之機矣。暑濕之為瘧為痢，皆三焦主病，今脈得左濡遲而右稍大，尚多流利，舌黃燥，犯而不渴，胸脘寬舒而納食，苦味頻轉矢氣，論其脈則大腸猶是濕熱留滯，宜疏腑化滯者以理氣，俾得宿垢漸去，而氣化漸調，則胃當漸醒矣。

鮮石斛　建曲　赤苓　小青皮　茯苓

陳皮　葛根　艮花　猪苓　通艸

佛手　益元散

昨日似覺瘧狀神氣尚覺清淨大便連下數次其色青黑濁臭痢經痢而

腹痛後重若微稍能納粥脈自濡而微弦弦爲經絡必瘧邪在少陽之

經亦能以木乘土之勢不適濇滯之處隨之流利之機矣然右關若無恙

當與厚口能納少上多噯噯下轉矢氣通暢腸腑疏滯化濕之法

是為吾圖

茅朮　桂枝　建曲　只殼　桔皮

半夏　白朮　苦參　川石斛　澤瀉

飛滑石　藿梗

嗜酒煩勞二者皆傷陽氣，陽虛者溼必勝，況酒爲釀溼乎。今年太陰溼土司天，所以病溼尤覺併纏。胃納驟鈍，知中陽愈虛，以致足跗尤腫。溼盛于下，也侵脾而致腫勢日甚，上漸及腿，漸至莖囊腹，則腫甚于四下者，當先治其下。已腫盛必喘，是溼濁上干清陽之令，溺少而黄，膚腠、幽癰爲瘍，皆溼火自蘊之的據。況當時大面緋赤，陽明兼見火象，脈沉數遲。宜專和陽化溼，宗古人病在經絡，從乎臟腑之訓，後以圖之。

製香附　甘遂　商陸　米仁　防己

陳皮　赤苓　大腹皮　五加皮　桑白皮

姜皮　黑豆衣

向足面跗浮腫，或大小足指疼痛不能行，每發必併纏，累月逾周，恐經

動境十憧接失覺脚痛繼則延痛延及出汗云云顴頰色至身熱左耳流

膿近今又向耳聾及頭皆痛而微痕不能細繚每增煩燥咽腭輕燥耳

鳴口乾喉為凝血食少夜難睡來及閉見經素體操勞夏暑都以脾營虛

是其積近來復感之火秋燥上爍肺金之不制木肝陽化風化火上擾清

空肺胃津液皆為消爍是以現症種種虛實混淆宜先用甘涼濡潤以存津

液霍虛燥

阿膠　生地　麥冬　杏仁　大胡麻

茶菊　川芎　石決明　川貝　夏枯草

西洋參　茅根　桑叶

迭進甘涼濡潤之劑以存胃津以熄肝風咽腭之燥已減血亦漸止右頰浮腫

亦退，尺候虽涩而日行胃纳亦安，脉左静小而寒，右关稍々弦大，惟夜寐
尚欠安恬，而鼻气觉寒，一端盖燥属寒邪之，而言寒以素寒之体易受
燥邪，况其平素面部疮瘰，足见易痛，原属阳亏津虚，故脉欠濡
润，故燥气加临易觉亢逆耳。今宜滋养肺胃，兼润津液，肺金清肃，
则肝木亦平，由是气充和，则夜寐自安。　玉桔节　芦戒　黑川　杏霜　当
意以烦语嘱之

生地　阿胶　洋参　麦冬　川贝

金斛　真珠母　琼玉膏　枇杷叶　巨胜子

脉六部弦小，右关之滑已退，尺候稍润，滋能恢复，然因似能上及于鼻，疮
阻气机呼吸，不利及目，抽掣心中，时扬九鼻鈍多热，近又目眠阳明病

乜頭痛風燥之火上僭大氣清竅窒塞津液不能上承舌質殺甘涼濡潤而宜大設計惟宜倣古人風以順之义取其輕揚上昇速可至病所則存津潛液到庶可釋

犀角　生地　清阿膠　牛蒡子　元參

冬桑葉　西洋參　薄荷　茅根

晚服　生甘草　瓜蔞仁　知母　麥冬

冬瓜子　竹茹　枇杷汁

經來色黑久矣漸至兩胴火腹必見痛時似崩似淋而作紫黑且塊見避

此且萬之去秋至冬便血半載血分耗極之源可見矣血燥則脈燥木

然喜无端似之鬼神凭附血燥而郁極則心營之受虛不自持

言矣心主營衆，則肝膽相火易得上動，火炎於上則肺金受尅，而津

液易鑠，痰濁與瘀血、火熱化則滲入手厥陰包絡，故現痰又

必所變，初更辨此病之流源，於此是從此因變，後呈治法，據而言

之，此瘰癧夾痰症也。

甘草　淮山藥　小青　大麥　白薇

五靈脂　紫草　阿膠　川貝　黑芝麻

羚羊角　天竺黃

又診　進治瘰癧血鬱方法，半月餘諸症皆退，俟中頭覺近因經氣之期，發

覺便難，繼以胸悶而經行後紫黑，自覺諸症而皆動，忽然忽笑，又

能自主，察此其故，係由血分尚有鬱熱，深伏於衝任血室之間，屆期而動

外都大亦動，心主血，尺火動則五志之火一時皆發，故病種種。鄙守於臟不（訛）
動也。急宜平其血動之時，因勞而生之，必須都火清，則狂躁不衝，而心
靈亦泰然矣。

犀角地黃湯　槐花　生軍　紫草茸

（素體）臟燥濕濁，秋冬之交，先見三日不大便，並有小溲常熱痛，火升鼻衄，
心神不能自主，而帶臟瘀，左足易熱，強來參差，臍痛氣墜，色似紫
黑。此八脈都火常因未清化，故用靜劑專調奇經。

芡實散　生地　歸身　粉丹皮　白薇

阿膠　天精石　川連　川貝

多瘀多濕之體，濕熱下迫大腸，痔血五年，腸枯血燥，大便艱澀異

常陽既傷，道失職，胃之受穀亦帶水穀精微，半蒸為痰濁，以致中脘結切，且形凡中樞既不旋運，則周身脈絡氣机皆阻，吐痰不爽而氣逆足欲，心驚背痛，腸鳴神疲等症皆作矣。今舌苔膩黃，脈右滑數，擬和胃化痰，必先潤腸養血，取效實難，耐以調之可矣。

二陳湯　西洋參　蘇子　麻仁　真珠粉

杏仁　柏子仁　旋覆花　棗仁　柿蒂

晨服清氣化痰丸

病經月餘，初起甚微，而熱或起，今每夜必至發熱，熱斷未而熱之時頻頻渴飲，既不多，渴亦甚大，或時煩燥譫語，至曉得汗而暫解。此症本屬秋燥之邪上擾肺金，肺痹不宣，諸氣皆阻，似瘧非瘧，不能宣解

則諸氣膹鬱而爲腫滿，甚之腹痛。蓋邪鬱太陽也，夜寐不寧，邪逼陽位

也。今脈右滑數浮大，六部皆同，肺痹已極，腫甚必至於喘，經自之久而

寢食皆棄，論病勢殊爲可憂，急之因西昌喻氏清燥救肺湯法，必以

肺氣中能清肅施行可乃濟

清燥救肺湯　川貝母　杏仁　桑白皮　生貢

肝陽鬱勃，勃必犯胃，久則胃氣大傷，至於中和之用，以致肝之鬱勃者愈

而爲痛，胃之停蓄者留而爲飲，痛動於下則飲溢於中，所以居常胃氣

不振，時之厥氣攻逆，自下而上，快懷痞滿，必嘔吐酸沫濁飲，而後中陽得通，便溺

旁行，此與語云痰宿飲互爲其病也。病經數年，宜緩以圖之，兼能恬神靜養

當可漸之奏功

○生熟二术湯 茯苓三钱 桂枝二钱 生熟二术各一钱 炙甘草一钱 川连二钱

淡干姜 川连 黑山栀 黑栀

旋覆花三钱 干姜 製半夏一钱 炒枳实

○川楝子 吴茱萸 竹茹 製香附

橘核 白芍 生姜二片 炒竹茹五分

溫補

寒痰宿飲踞於中，久而不和，胃陽失於中和之用，今胃陽漸由降而復決

所下黑色稀糞之矢，既多且暢，則腸腑之黏積，自可以從大腸逐出，從胃和

此真數年來病之大轉機也。蓋飲病互擾，皆主陽明下流，雖壅塞則上流

何能受盛傳道，且當此旋上溢，此經之最忌所惡也，今宜專與養胃，以漸之

充其受盛傳道之職機，而可告痊。在此時要以痔瘡溺出，皆屬濕熱為

病之一端也。

○六君子湯 冬术二钱 麦冬 火麻仁 杏仁 白蘇子

党参三钱 法半夏 茯苓三钱 製半夏二钱 橘皮 白蘇子

大麻仁 炙甘草 白蒺藜 炒蒺藜 刀豆子 炒研末

刀豆子 柿蒂 粳米

黑芝麻三钱 柿餅 炒粳米 白粳米一撮

產後八日奇經八脈經絡脈絡傷者皆怯候風空之患稟賦素虧入產病最多四肢

難以運動經脈拘攣大筋奧短小筋弛長昨晚陰虛肢痛肢冷便溺良由宗筋

侵入脈絡致使絕脈遲弱擬扣陽維營法

艾葉　阿膠　歸身　桂枝　煨薑

附子　吳萸　小茴香　川斷　杜仲

未診

脈來數澀滑兩尺皆弱無以人尺脈宜盛今濡弱者命下焦之不足也下焦

不足肝腎無權衝任少以儲蓄經絡失於潤養則強直不柔狀若痙厥

蓋痙厥屬津枯經涸之病斷難以救前擬養營通和陽絡未獲小效然

胭脘肉削瘦憊不堪夜寐若神魂飄蕩之象今擬柔劑扶助胸津氣

麥冬　西洋參　炒玉竹　紫石英　歸身

酸枣仁　北参　朱茯神　生地　白芍

饮子煎法

王（?）病经三四年，至今秋发，由肠液通（?）眠润燥，天渐未继以补润，致使胃脉不和

上逆，呕吐出而饮食难进，可见阳明之病以通为补之，今秋深燥气，必大气（?）

仍宜柔养阳明，以期渐之安复

北参三　桔梗（?）　杏仁（?）之　鲜石斛（?）之　麦冬（?）五　麦冬

〇六君子汤去术　麦冬　杏仁　川石斛　秫米

粳米之　金石斛之　杏仁炒研之　生甘草（?）

阿胶　柿蒂　鲜荷叶蒂

阿胶（?）[illegible]　大生地（?）　柿饼半个（?）　荷叶一角

向患胃脘痛，遇劳（?）月或一月必发，发之则胸前气形木者，数根陇（?）肠气胀填塞

上下阻隔，病势难忍，四肢厥冷，由来五年，来必涌吐清涎，久之精能（?）

麻（?）经云上焦受气口多涎，此言之邪滞伏负摩之间，久延恐必致胃

鄭氏須靜心部寶以調之

肉桂末　沉香　巴豆霜去　丁香　重　麝香　下

五靈脂丹　共爲細末用豬飯和丸如花椒大每晨服九粒

此做古人用圖以治有形之實之積須服三月然疾輕療而且永不復發

鄒先生善能通變者爲作語云

真陰失守孤陽上亢以痺咳音啞臟根本已絕難以挽回

川貝　北沙參　敗丹子　枇石　雞子黃

阿膠　海參　大生地　麥冬　人中白

元參　猪膏

癖後瘡當未合時隱時見咽喉空熱座附雨氣並留要戰而伏氣之郁發難

淨盡，勢必須汗出後熱退，熱勢稍緩而痰漸濃，足見鬱結之濕濁漸從痰化矣。及

圍似稍寬，惟脈右部虛小，關部弦而數，左部仍然弦數，弦多于數，為

裏熱熾盛，聲必作嘖嘖，合諸證由此則邪之所據，乃屬肺胃少陽，為多

實熱至空時而熱略止，則證從肺病而至發前胃肺病，主方又擬與病情

尚須漏泄，又須參合少陽一法，兼顧情志之滯與病之鬱，由內而達于外

並攻補兩者之法計，惟以和之一法與病機相合。

小柴胡湯（去甘草） 陳皮 白芍 秋石 天竺黃

川鬱金 粉丹皮 竹茹

臨方 據述，前之熱指經而尚未止，且痰濁下行，便血，宜養肺胃少陽兼清少陽

膽火，時有妄語，宜與靜劑，於方休息為

金匱麥門冬湯　秫米　青鉛　柴胡　茯苓

前年受驚，氣傷肝，肝膽屬木，木失才疲，大肉才損，發痛症，迄今及年，始甚，神氣善驚，不默，坐寡言，多唾，飲恒為症，調治兩年，能居去，近月來神思困倦，飲食少進，大便時常溏，脈濡弱，患諸，惟左寸獨大，舌苔滑白，邊畔中心黑，肢微寒而熱，頭眩耳鳴，心虛火升，手指振振動搖，此肝火化風之火，交熾上刑肺金，中虛腸胃阻結，進滋肺養胃，熄風化燥方法，以化燥邪

犀角　石菖蒲　麥冬　明天麻　茶菊

六神子　杏仁　天竺黃　粉丹皮　川貝

川連　竹瀝

崩淋帶下皆屬八脈為病，股經多年，血液虧耗，脾胃又虛衰

少便行之血液生源頭不能充旺自然日晡寒熱頭痛眩暈耳鳴腰痠脘悶
跗腫牙血口苦舌黄易洩不禁接踵直臨而至已今脈細濡弦而緩無面浮頰腫
先宜六君煎熄風

大生地　洋參　粉丹皮　白薇　鉤勾
大何烏　穭豆衣　荊芥　金櫻子　芡實
天仙藤　蓮子

前投清肺安神化邪清化之方諸恙漸退胃納亦增七節因煩勞傷陽風溫
乘隙而入微寒而熱咳嗽又甚痰多色黄中夾粉紅氣急頭汗口燥胃鈍溺
黄舌白脈浮右關虛濡復感頭汗諸恙似素此時急宜清熱化邪必佐
喘汗復感

羚羊角　杏仁　牛蒡子　連翹　地骨皮

川貝　桑白皮　粉丹皮　鮮生地　白茅根

病經一月，至今瘧狀漸少，而熱多汗出漆漆，按瘧時之餘邪，熱盛時則頸痛，甚咽乎時則呼欠頻引，加以耳鳴不寐，鐘雜且納食不進，日進粥數盅，清涎自溢，便溏溺熱，脈右寸不任尋按，左浮數，惟晨刻寅熱未作，細弦，尺脈候沉。此皆由於平昔嗜酒過度，陽明大虛，不能自潤，飲濁內踞，營衛為之不和，胃弱則肝易來侮，此陰陽勝負自然之理。且瘧症之都府乎陽維，衛弱肝經都矣瘧，後子指久延不已，則陽亡而津涸，深恐中消之變，慎勿輕視，可作空熱論治，亦宜從陽維為病苦寒熱之例矣。

白薇　桂枝　二陳　炒綿芪　白芍

牡蠣　大地　淮小麥　大黑棗

暑濕阻氣鬱而發熱汗出不解邪迫心胞目赤耳聾神昏譫語呼吸欬嗽疹出諸恙漸退近今丹白痦併發安寐納穀惟熱氣蒸騰乾嘔未罷目眥糙赤脈象濡濇是暑退而濕未化宜甘平淡滲以清氣化濕務小心調養不致食復勞復則死期不遠也

沙參　杏仁　茯神　天竺黃　米仁

桑葉　鮮石斛　塊滑石　黑山梔　通草

竹葉　荷梗　益元散

先覺寒熱模糊恒止殊甚繼以瘧狀先寒後熱間日發汗已自今日昨瘧未至戰而熱竟日始平汗多消渴頻聆胸悶脇痞煩冤趑數日一更衣

腿腸癰

堅硬色黑小溲赤熱而不多舌質紅而苔微白脈弦大而濡此屬暑熱之邪由少陽直迫陽明陽腑氣機窒滯三進本湯戰汗暢達蒸發潤燥實當不致久延斜理宜辛涼清解陽明可望漸痊也

石羔　杏仁　知母　二陳　青蒿
苡仁　竹叶　粳米　荷花露　辰砂益元散

胎前患腸痈遺痢漏胎當產臥床數月不見素體內蘊濕熱矣十一月稍能起床產後微覺腹痛繼以右胯痛連胯腿是以腸癰之見端也腸既不通胃氣難和脹腹疼痛最劇痛苦嘔白五吐飲溺不納行溺腹痛胯腹脹滿出夜不悶腹中如絞腸鳴如雷轉側之聲似屬回腸當是積滯結壅腸癰而成迁延至今經行及度雷此番多而且久是虛中寓熱也腹之痛處不沉着而浮動是血鬱氣滯也

混而言之則腹中不和，分而言之則病屬三項，豈可混同兼治哉？然治病必提其綱。弦屬肝，故衝任大虛，血氣交滯，衝任隸於陽明，故腸胃獨留，形實滯也。按脈左手濡滑沉數，足見濕滯不但血熱氣滯，而且腸燥腑痺，糟粕亦多留着也。通則不痛，自是古訓。況陽明以通為用，以通為補，通陽明是為正治。

金匱薏苡附子敗醬散　生地　赤盤丸　元明粉

青皮　歸鬚　赤丹皮　九香蟲　郁李仁

此症在門業婦，就患百醫不動。先生用此方一劑，而痛稍減，再服而大便行，三服後便白汙稜膿。謝手詳諸症向多，囑再用補益以固其血室，適月而瘳。

此素陽虛便泄痔漏，已經多年，二症皆腸之疾病也。比來詳其似瘳，而便經又宴新秋，風涼悵惻，內濕之腸胃暑熱，清血藥以和沫糟粕，此正腸風之症也。至此今五十餘日，延不能止，前次曾經詰其當是血液大耗，心氣虛餒，邪與之搆，迄若已覺衰依也。今當詢其血微見，究之發而漏風之汗多，當是風陽內動，血耗陰耗，陽易浮游之腸風之脉，當宜沉靜。左三部萬虛弱，而兼浮躁，不知營虛極難血分感且與證合。獨右寸獨滑為是，動臟之動搖，病機虛耳，其大腸與肺為表裏，腸虛則肺津液以上供，而肺家之痰氣易於留滯。夫此時除胃氣尚甚大悖急，須固陽飲以清風止血，中年早衰，識者可收，病魔久擾也。

党參　麥冬　淮山藥　椿根皮　七地榆

丹皮　扁豆　木瓜　甘草　黑荊芥

柿餅　荷葉

痰而咯痰未稀，昨晨皆若是。痰之作，必先足气自脘上逆，或脘中气结，此皆是饮痰之未尽也。饮之所聚，由于阳微胃呆，水谷之精游溢而不能输布，停留于胃中一耳。七情六淫之感触，皆能激动其饮而作痰，故于胃虚阳动之时，早晨痰必较多也。今晨昏俱咳，日晡微见寒热，是兼有肝胆郁火内扰矣。其脉以弦缓，及目或赤，苔白黄，脉以洪而弦右也。素来未设，今见之弦，白微黄之苔，脉弦数。痰疾是兼时令温热，蕴遏于分也。夏令痰原是燥火，蕴于厥阴之脏，甘于肠胃津气素是虚燥。燥火交炽，而大便艰涩，故饮之得饮痰之动，由于胆肝郁火之内扰，其纠缠由于湿热久时之分。拟论治法：扶固以和饮，存子然内调，郁火不扰，湿热亦不可不顾。难以专事刚燥，恐津气益耗，则肠胃益燥，而湿浊益不能却也。

川连　温胆汤（炙甘草）　旋覆花　浮海石　杏仁　泽泻

真珠沙

用丹和肝胃兼化湿浊法八剂，初觉甚适，后四剂甚疏，腹部忽寒忽热，
头肢胸痹虽减，然余症亦日晡多热之时，而脉之弦数皆退，六剂皆濡，大便甚黑。
投左归饮之饮，皆由阳虚胃弱所见矣。同一方而前后殊，是初治胃和，刻亦致
设仍循药方之旧，色属痛而疏，不顾所恒在食则满吐，明系胃脉之逆也。
易也。盖胃之所以不和，实由肝胆气火乘侮，况屋中饮气之多，故宜之热而攻
时当头寒肢作凝不常，凡阳虚则生以卫，而胃弱则易以招侮，当此语
暑。虽係苦冷，暑湿之邪乘虚而窜，恰拟益剂，因以和饮为主，而御邪为佐。
之。达志不窝其中，至于肝胆之郁，气火易升，殊宜多用直达，至治庶几
体质天付不以兼录矣。

竇子陽　青皮　橘核　海石　竹茹

生姜　刀豆殼　逍遙散

素有脚氣，窒濕熱而起，自覺是時受濕熱之邪，並鄰陽明，久而又化，如腸

胃之失，受感傳道之職，城力熱既食發纔，納脘脹大，便易瀉，昔病皆腸

胃為病也。其久熱已盛，乘而犯作，此本原經之無形之熱，初則傷陽，久則傷

陰，予初來診，初起因濕熱而始，然後熱也，其後納減脹，是胃之虛，受其推移

也。其大便易瀉，而又久痢，誤若降為逆，不能久，今更腹痛，其是或拒按，或

腸鳴，或下白物，似痰似膿，或似痢也，正臥則腹滿，而脚腫，是大腸傳道不及

也。凡腸不和，脾亦不司旋運，而又益熱，務分利，飲食既入，不能居化，精微大

半釀為痰濕也，必其脘不能流，而下勢必難，追程上，況自夏至風雨之寒于

脾胃與大腸之主乎通降，皆失其序，是以身熱面一些胃納艱澀，腸腑便泄，溺色赤而且澀，亦甚矣。經年久病，生泛流已受，大小兩腑從之，皆歸脾胃矣。腸受病者多，蓋其津液之蒸氣化之窒，更加生色。今脈來弦濇，指數絕火沖和之韻，而舌質之絳赤已久。考今之計，借著大難，計惟以沖和之品養其腸胃之津液，而資其化源，兼其主及生生之功，熱可退，虛之機能榮。陽回之後，至於欬嗽自瘥，腸脾病後之識，何可專論積病實新邪於虛。

另裁

洋參　橘紅　白扁豆　金石斛　[illegible]

[illegible]　杏仁　川貝　生草　滑石

六脈微大，弱而虛實之意，專治肺胃大腸陽明，先清熱，若不論脈

兩足病治病例 葉滄下手方

新產子宮不收，痔漏亡心悸，五體子宮與痔漏收，而陰挺氣衝似瘀搐擬斷，迷心神恐懼不能安寐，精髓以眠汗淋漓，自覺頭目如蒙，右側耳蝕鳴，近今已經半月，詳症未退，其精黑，前年胸次臏部隱痛，與氣衝時吸呼不喘。算今脈左濡濇，右部沉弦，小弦無數，此屬新產血虛，相燥風陽內襲，直行清道，由肺胃上逆巔頂，風木存土振掉，神經為之蕩搖，以致陽氣不陰而相攙，變證多端，宜靜補飯，增陰陽精，益熄風法。

沙參　川連　雞子黃　阿膠　酸棗仁

白芍　石決明　穞豆皮　生地　荊芥

羚羊角　芝麻　桑葉　晚服朱砂安神丸

日晡潮熱，是陽明風温，温熱未清，以致肺脹，嗽多不得，晝夜不能平臥，甚至
飲而不得，何者？蓋脾胃不調，胸次膨脹，都是也。濕熱交蒸，痰久已凝，前藥無效
和
又脅白痞隱隱，不多，且曾左脇微痛，溺色頗黃，脈象浮洪數，特明寒耶
都是伏肺瘀，發喘，即金匱所論之肺脹症也。今附日已多，且絡是肺傷，依須宜
和固循養癰，始慎安意之，以定喘為要

蜜炙麻黃　焦石膏　杏仁　炙草　五味子（生姜搗）

宋半夏　米仁　冬瓜子　川貝　滑石

病後每逢經行，血多又咳嗽淋漓，必至旬日之久，然後痰逆痛而且攻吞酸嘔
汗出發熱，退脈濡弱，而右寸尚帶揚大，良由衝任虛弱也，久無生育，尚多宿血
脈來緩，宜靜養，尚須小心調理

景岳五福飲　杞子　紫石英　淡綠蛤
阿膠

共計一百六十七方案　後學凌嘉六謹述

名醫方案

名醫方案

《名醫方案》不分卷，清孤抄本，一册。有序，無跋，無目録。據序中可知，是書係購自廢書攤，買書者自學岐黄之術，粗曉梗概，感嘆此書所載醫案之精，『所論臟腑陰陽生剋制化之理，亦可爲臨證純（繩）墨』，故書之以序。序末尾題『時在道光戊申年季秋之記于種玉書塾』，可知是書當輯成于一八四八年之前。尾題外又有小字題記『晚弟本源謄録』，當即是抄寫者。是書高二十四點七厘米，寬十三點四厘米，以白紙抄寫，無行格。序及正文首葉鈐『中華書局圖書館藏書』印。《中國中醫古籍總目》載有清代徐渡忠所撰同名青蓮室抄本，與此無涉。

是書内容頗雜，大約可分爲兩部分。第一部分即《名醫方案》，據序中所言，知是薛一瓢、繆松心、錢斗光醫案。但其上下體例爲一，案中夾叙夾議。觀其用藥，與薛、繆二家其他傳世醫案似有不同，疑非二人醫案。或有殘缺，今所存僅錢斗光方案。錢氏未詳，然觀其用藥法象頗類薛氏，或爲宗于薛氏者。其方案計有六十七則，内容多屬久病虚證内風。第二部分題爲《李正芳先生出診方案》，後附《李正芳先生藥局門診方案》，前者計方案五十一則，後者計有十二則，内容多關温病。李正芳未詳，觀其用藥，當屬吴門醫派。又據案中多有『申衙前』『顧市巷』等姑蘇地名，知李氏或是設診于蘇州。除此兩部分内容外，是書末還附有《歲氣所屬以配君臣佐使》表、《分兩設約》表、《醫書目録》、逐年五運化氣司天手足陰陽十二經主應十二月候表等。抄寫字體與前不一，或是他人補録。

是書内容涉及咳嗽、内風、虚損、出血等病證，所附李正芳方案多爲温病，尤其是暑病的治療，均頗能反映吴門醫派用藥特色。書中論治内風，從葉天士説，認爲多屬肝腎虧虚，臟陰不足，風火内動，兼夾痰瘀。又每顧及時令，認爲春升之令，内風易動。至于虚損病證，多爲肝腎有損，以致風火易動。其中有關虚陽上浮的鑒别辨證，尤爲精辟。如認爲命門真陰真陽相濟爲事，真陽不足，虚陽浮越，爲龍雷之火，當導之歸源；真陰枯涸，陽無所附，爲竭澤之火，當培其精血。二者治療不僅方法有异，難度亦不同，無形者易脱亦易復，有形者易虧而難乘。對真陰虧損重症，須用有情之品填補。當虚損涉及脾腎兩臟時，雖云補脾補腎當權其輕重，而實重後天建中。在心腎不交的治療中，提出坎離分位尤賴黄宫聯合其間，以培胃氣納穀爲首務。在血證治療中，强調水虧火升、逼血妄行的内傷出血證，故多以龍牡六味湯等壯水潛陽爲治。李正芳方案既涉及春温、風温、温熱、濕熱、痧斑、濕温、冬温、感冒、暑濕、中暑、伏暑、暑風等常見温熱病證，亦包含内風、咳喘等症。在對温病的認識上，倡伏邪説，認爲温邪易伏，阻于陽明之裏，陰氣素虧，易化鬱火，其治療注重邪氣外達，每每投以疏風化毒、凉血透熱之品，對現代中醫臨床診療，不乏指導意義。

（于業禮）

目録

名醫方案

岐黄小品乃薛一瓢繆松心錢斗光三先生方案也買自廢書灘上其中述病用藥立意甚澈愧余幼年失學自習岐黄雖得粗知極概此書之精蘊但能悉其端而不能及其末質之　夫子因讀點定始知案內所論臟腑陰陽生尅制化之理亦可為臨證繩墨至於生死起危當求傷寒內難又非熟讀此案而

可以讀醫者故題之曰岐黃小品即以
夫子點定録出又即以夫子之言書其巔置
之案頭聊作南車之指云耳　旹在
道光戊申年季秋之記于種玉書塾
晚弟本源謄録

名醫方案

李　先痢而後欬，欬多痢緩，肺與大腸表裏也。

桔梗　蟬衣　蒿梗　升麻　生穀芽　釜蓋木 開宣化氣　釜月下土 底 鎮固下焦

陶　欬雖因於寒，但見血來，可以辛熱進也。姑變法治之

淡菜　海石　橘紅　杏仁　冰糖　霍石斛　燕窩屑

孫　久咳固宜治，但一望而唇腫黑，陽明之熱亦

可概見宜急從此處着力伐魏救趙其左此手

犀角二錢　麥冬錢半　生地三錢　川斛三錢　桔梗八分　川貝錢半

其

久嗽移邪犯胃咳必嘔因咳而肺肅無權破氣升逆勿用湯損一肺氣之藥

小梨去心連皮搗汁絞汁用絲綿濾淨慢火熬成膏收入磁瓶蠟封每日開水送下

其

紅雖不發而咳不已但汗昇陽不藏也能保其不發乎

生地炭　牡蠣四錢　女貞子錢半　生白芍錢半　麥冬三錢　茯神三錢

地骨皮錢半　石斛三錢

某　弱体不宜病，发嗽既嗽不宜治肺，犯肺多虑，怡情是嘱。

熟地炭　麦冬钱半　扁豆三　归身三　川斛三　云苓三

某　脉弦数，欬而失血，咽喉此肾肝之阴不足，而阳独炎于上也，肺受其熏焉，何不欬，竟是虚劳之局，奈何。

麦冬三　茯苓三　沙参三　鲜百合三　白芍钱半　炙草五分　桑叶七　杏仁七

顾　久欬之后阴伤两虚，肾虚不能蛰藏，肝虚不

能鞏固以致火浮氣促舍少便溏用兩儀煎為主治

人參斯二係四兩收 熟地 白芍 炙草 山藥 五味 芡實 建蓮 胡桃肉

元米飲代水 金匱腎氣丸之二錢送下

李

真陽之火藏於命門高年水虧多亂越於上而為眩悸為昏暈矣擬用導龍入海之法使之潛藏否多恐有虛脫之慮慮

熟地 萸肉 山藥 丹皮 澤瀉 茯苓 肉桂 青鉛 牛膝

謝

尊年腎水內虧陰不攝陽冬藏不密虛陽上泛痰火隨之升浮上實下虛補多上不能納削尅多愈傷正氣擬清上攝下法

熟地　枸杞　紫石英　牛膝　半夏　橘紅　鉤勾　蔗汁　竹瀝

王

元海無根虛陽上越年尊耄耋之期時際三陽之會陰枯陽散大屬可虞勉擬精氣并攝一法以冀回春

三

人参　麦冬　五味子　熟地　杞子　紫石英

又

神倦恍惚筋痿脉枯神志之臟兩虧肝木當旺而弗榮胆痰火内伏之此仍攝精氣並補法

人参　熟地　杞子　當歸　巴戟　遠志

麦冬　茯神

又

脉色稍榮手足温煖脉雖歇至而五十營之間皆為休徵但多忘善悞精傷（側）虛難靈陽易升神魂衰于上精衰于下陰陽水火之

又

宅未能深於固蒂況乎春生之令枝葉當榮而根荄宜蟄尊年精氣兩虛不能與四时之氣同其化機尚多可慮耳擬精氣並補任督兼培陰陽陰平陽秘方為引年之助

人參　熟地　鹿角霜　枸杞　龜版　兎絲
遠志　茯神

左歸覺續右歸精和生陰與胃氣交來滋之機即是精氣發生之本但神志之臟未得相四

又

爲灌溉仍擬精氣並補

人參 熟地 鹿角霜 龜版 兎絲 遠志 茯神

脈旺色澤氣血兩榮可慶但左尺數吐中偶見淡紅肌膚時呈燥熱以春夏之交三陽華遂之先生陽旺陰虧之体少陰不能寧謐未免月氣而升擬三才固本之法佐以介類潛藏合內經所謂陰平陽秘精神乃治也

顧

人參　熟地　天冬　龜版　黄柏　茯神

脉來寸浮尺弱，神倦恍惚，舌白而滑，肝腎下虛，濁痰上壅，正所謂經虛絡實，心腎之氣不能貫通，何以調營衛而逆之？故擬温補下焦，兼通經絡為治。

人參　熟地　枸杞　川附　杜仲　鈎白
茯神　遠志　姜汁　竹瀝

蔡

一陽之前，冬藏不密，體虛煩勞，邪氣外觸，精

由

潘

神失守致寒熱作叢神蒙口開痰嗚氣促便溲自出脈澀小弱陰枯陽脱之机驟之于虞擬固中通脈一法涵神健脈寧方可稱慶

生脈散加 附子 粳米 茯苓 蓮汁 竹瀝

右脈遲而澀滑左脈濡弱氣血兩虧之痰上僭以致衛氣不行于營分腠裡而右半不遂痰客于心胞之絡而語言蹇澀不清擬以天麻

加六君子湯補虛豁痰為主治

六君子湯加 天麻 桂枝 白芍 姜汁 竹瀝

又

面赤神倦脈沉細唇燥不欲食得胃降陽兩虛水火不相維應仿宣明地黃飲子以溫養水土二臟

人參 遠志 茯苓 白芍 蓯蓉 巴戟 熟附 以解

王

腎本下虛纖陽不攝立春後少陽之氣方升

六

遂至暈厥瘖痱小便自遺右脈遲而少胃左脈參伍不調甚屬可虞

人參 以附 五味 茯苓 麦冬 姜汁 竹瀝

又

督中瘖痱少陰之厥奪可虞脈見魚翔生氣之後榮難必撥宣一明法

熟地 蓯蓉 巴戟 枸杞 遠志 菖蒲 茯苓 懷膝

又

神識稍醒脈象稍續似乎來復之機但舌乳

液燥後嗆自利又屬中土虛衰風木內淩上亢之耗損下迫之便泄也理中之法已是及此繼小建中湯去飴餹加人參茯苓生薑易煨薑

顏

脈象左弦右芤胃氣虛衰肝風內鼓防變虛風痺中之虞

冬朮 茯苓 炙草 栝蔞 羚羊角 肥知母 雙鉤煎湯代水

沈

腎陰下虧肝陽上逆始以咽痛繼以火升甚

至暈厥一陽來復之候以及春升之令之病所由發補陰攝陽法無他議

熟地 天冬 阿膠 牡蠣 紫石英 牛膝 元參 茯苓

汪

壯熱神昏囡合鼾（声）左脉弦大搏指尊年臟陰内虧肝風挾痰上蒙心胞擬養肝熄風一法洒脉歛神清方可無虞

羚羊角 双鈎 鮮生地 川貝母 赤麥冬 竹葉心 茯神 橘紅

陳

肝陰内虧風木無附厥陽之火妄動上至高巔下行足經外循筋絡内乘以肺無處不到而陽明一經尤爲蟠踞（踞）之地以致肝風移胃痺熱消蕩瘡痔熱腫肝風胃風交煽未瘳者用甘寒一法一以緩肝一以助胃庶幾木火斂抑而内外可戢寧

生白术　首烏　麥冬　木瓜　桑葉　蔗汁　梨汁　竹瀝
黑芝麻

八

又

肝之爲臟，體陰而用陽，體弱不耐用強易浮，法宜純陰重靜之品，專理其陰爲主。

生地　天冬　石斛　龜版　白芍　黑豆　女貞子
生甘艸　竹瀝　蔗汁　梨汁

林

左頰至口鼻麻木，手冷，以上汗出，脈弦細而弱。肝陰素虛，肝風易動，故當去冬少陰不藏之氣，而病起交春，木旺生風，延綿未愈，法宜補肝陰以熄虛風，滋營氣以通絡脈，調氣血

溲亮方能向愈

茯苓 料豆煎湯代水 汁入荆瀝十匙 熟首烏 生白芍
双鈎 蒺藜 歸身 麦冬 玉竹 菊炭

顧

肝陰以勞倦而虧以致春分厥陰氣旺之時肝風挾痰上逆巔痛舌乾神昏小便不禁祇恐腎水已虧不足供肝陽之挹取奉養先撥可

鈎勾 橘紅 玉竹 甘草 甘菊 蔗汁 茯苓
半夏 竹茹

又

神識稍清左手不遂經痛舌乾頻數細動肝

九

風正當鼓動之時急進甘寒以熄虛風

生地 鈎勾 麥冬 秦艽 白芍 胡蔴仁 炙草

茯苓 竹瀝 蔗汁

楊

先天素虧不能培養後天以致虛損勞傷久

少氣促虛里穴間疼痛急迫緣腎陰陽交虧

久縱虛散無神擬用兩儀煎法精氣並補

人參 炙草 五味子 熟地 沉香汁

鄭

寒熱牙疼營衛之氣大虧痞滿惡寒中宮久

歸

失其健運之常，養陰一法已非所宜，須多反

然皆為逆候，勉用建中湯法調中氣，可續再

商他法

小建中湯去姜棗 加五味 穀芽

坎陰不足，龍火上浮，煩熱多汗，食少倦怠，皆

屬陰陽兩虧之候，擬用生脈以養陰，倉廩以

補胃，戊己以制火消汗

十

人參　麥冬　五味子　炙草　倉术　白芍

沈

虛損自歸脾胃土生二氣不能資生後天既虧先天之素虛者立至其匱矣勉擬一法聊慰素交

人參　麥冬　五味子　炙草　茯苓　南棗　米仁

錢

纖緯模甚營衛日虧勉擬培土一法總奈病深藥淺何可

人參 阿膠 於朮 米仁 茯神 淮麥 甘草 南棗

又

九候雖調，形肉已脫，高年虛損，難冀來復。

沙參 麥冬 甜杏仁 淮小麥 茯苓 南棗

王

腎本大虛，緩元不運，先補後天以補資生之本。

於朮 甘州 茯苓 陳皮 歸身 白芍 沉香汁

顧

命門之陽深藏坎底，寄用震宮，爲生元生氣之根本，然必陽生陰以配之，乃生功始於謹維

十二

附生水以濟之俾生火不致亢焚故陽偏重
者不安窟宅而飛騰僭越所謂龍雷之火也
宜導之歸源陰偏枯者陽無所歸而悵皇奔
迫所謂陽浮之火也當培其精血二者皆屬
重陽而導火與飛火雖易大見不同以其形
者易統亦易浚見形者易露而難生也至於症
雖見雖決之象而陽導又恐傷陰治法捨以

又

柔潤剛以制静動二義化其之法

秋石製人參　小黑穭豆皮　熟地　龜版　五味子　懷山藥

棗仁　芡實

脈細躁動喘汗不寧皆精損氣之所屬進未

獲戢安攝之先後損之遞此等木根藏許

能借資也姑擬於破於補一法以圖轉機

紫河車　芡實粉　鹿茸　猪脊髓和丸人參秋石湯送下

又

虛陽稍斂肝火易浮午後肌動作喘生損細

十二

之機關雖轉北門之管鑰未固擬三才湯合班龍法封填並進

天冬　熟地　人參　鹿角霜　懷山藥

五味　白芍　芡實　麋角膠　穭豆皮

又

絡不潔但喘緩熱減下焦之陰陽稍庇其根兩關細軟重而虛陽時或衝浮是後天氣弱而中土之隄防未堅也擬五陰煎法胃腎兼補

建蓮　米仁　人參　白芍　山藥　茯神

扁豆　南棗　熟地　甘草　芡實

又

肝陰大虧氣無所附營行遲而衛行疾上多逼血妄行下多津枯便結尊年而難求氣血滋營似非必可須之數惟冀滋陰潤燥一法稍以濡枯澤槁

生地　麥冬　枸杞　蓯蓉　柏仁

歸身　牛膝　麻仁　沉香汁

許

少陰精氣兩虧陰不維陽水不濟火擬三才法

人參　黃柏　熟地　甘草　天冬　砂仁

十三

顾

脈弱而急，氣促神倦，精氣兩虧，臟氣不能相涵，痰嗽寒熱相形于外，先陰生陽實困于中。據理而論，惟有培本一法，三才湯為主治。

人参　熟地　阿膠　天冬　茯苓

又

先陰日損，陽氣化火為嗽，化風為寒熱，仍擬壯陰攝陽法。

熟地　山藥　天冬　茯苓

杞子　芡實　百合　皮蔗

馮

先元素虧兼以病後營衛兩虛以致寒熱虛痞咽乾口燥食少便溏夫脾胃為氣血之源營衛之所納穀為寶擬用小建中湯建立中氣則虛痞自開而寒熱自止矣

桂枝　白芍　茯苓　炙草　龍骨　牡蠣　飴糖　南棗

黃

絡虛細肌体燥熱脛膝裏冷精氣大虛水火不濟擬仿瓊玉膏法　方

又

人參 熟地 茯苓 沉香汁

食少痰多，大便溏泄，脾虛之象已露一班。古人云補腎不若補脾，補脾不若補腎，二說亦各權其緩急輕重以立言。今腎本極虛而脾陽亦復不運，譬諸京師匱乏而四方之供獻不通，將何以立國乎？擬用四君子湯以先補中州，再添金水。

人參 於术 茯苓 炙草 五味

劉

蒺珠之候脈轉弦動寒熱大升後痛便溏皆厥肝陰內虧木火失潛以致上侮肺經中剋脾土下劫腎水兩天交受其困大非虛損所宜擬潛肝培土一法須緩柔熱飲為慶

阿膠　白芍　生牡蠣　川斛　扁豆　茯苓

吳

寒熱經久乃生漏瘍營之失調可知繼以失血失精肌肉消瘦營衛之虧損漸著與多枝節

陸

体麻木晨寒晡熱多汗令減營衛以致偏枯大兆虛損就宜擬長沙治血痺法

桂枝 白芍 歸身 炙草 南棗

氣水兩枯中脘不運火盛積損之体統機甚屬可虞但溫補之品下焦未嘗其澤而燥氣先受其擾同議守中一法培氣如益氣源以俟轉機

人參 白芍 陳倉米 陳皮 炙草

蔡

中氣久餒心腎失養水火不能升降上炎舌赤口燥下焦足冷遺淋尊（殊非）年所宜擬生脈散送滋腎丸交通地天之氣俾火降水升方可藉以引氣蒸生脈散

送滋腎丸

又

水不內附氣不化濕甚至氣奪津枯之虞擬生脈合戊己法生津化濕以圓（圈）轉機

生脈散加　白芍　炙草　粳米

十六

翁 坎水不升離火不降以致上熱下寒怔忡煩悸法宜壽培心腎使水火既濟而諸病自平

熟地 白芍 茯神 牡蠣 遠志 懷膝 棗仁 建蓮

湯 攻苦太過心液以思慮而耗腎志因伎巧而衰心液耗多氣散而不下交於坎水腎志衰多陰虛而不上濟於光明故為躁擾惚恍惴惴焉如處絕域如坐危牆者皆以心腎兩失其

知氣口左寸脈浮之躁動尺中按之濡弱也皆以心腎俱虛之徵應也擬用斂神收心之品兼滋腎水為主治

熟地　龍骨　天冬　棗仁　黃連　茯神　肉桂　白芍

牡蠣　廣蓮　炙草

陸

左脈沉弦而數心悸善驚多思恐怖神藏不足肝膽之氣不能剛決木火之邪反挾痰涎上凌君主都城震動心竅塞不通擾亂驚惶之

十七

多莫可名狀矣宜祛痰熱以安神明

鈎勾煎湯代水　半夏　茯苓　遠志　丹參　山栀　橘紅
龍齒　牡蠣　竹茹

又

寸脈轉見虛濡神亂怔忡多煩不寐痰火未免壅滯神藏已形不足心腎不交上致火獨上而心不寧也

生地　天冬　元參　茯神　炙遠志　龜版
磁石　龍骨　珠粉

郁

額汗出目直視舌短唇焦脈動芤豁心不守舍

離陰已涸之寔震坎二宮又何能奉令而安恃乎此君相中之火陰火陽兩當病重也虛生險危勉拯生機陰救逆一法須坎離之氣稍可望慮原有轉機

生脉散加 炙草 白芍 阿膠 雞子黃

嚴

思慮耗神心君擾動痰火乘虛而襲以致煩亂不安百骸無主治宜養血安神須膻中氣

十八

布天君復辟體自向安矣

柏子仁　淨棗仁　雲茯神　莧麥冬　小生地
川石斛　龍骨　廣橘紅　大竹葉　燈心

于心經兩虧營衛不充外為惡寒內為煩悸擾

加減歸脾湯

焦白术　煨木香　白歸身　製香附　炙甘草
紫丹參　遠志　茯神　棗仁　薑棗

陳痰鬱心胞離陽之鬱先天素虧坎陽不固厥

賴經中之陽默相維附于中宮之氣復為虜

嘔而傷已不能交通上下二氣況在于蟄藏

之令生生元縱易于飛騰散越痙見心悸頭暈

肉瞤筋惕足冷面赤其為(下)腎陽虛之候明甚

擬生生武加龍牡湯主之

製冬术　白茯苓　炙甘草　白芍　川附　龍骨　牡蠣

陳

病久陰陽兩傷寸緩浮而上越尺緩沉而濇

小便少形削面赤燥煩躁水火不能相濟以

十九

韓

致陰枯于下陽亢于上漸有離決之象治頗棘手計惟導納離陽俾得回生化之機升騰坎水使升無虞越足患庶可圖功也速桂八味湯

左脈澁弱煩躁不寐尊年血分素虧五臟之陰不能灌溉生火以致亂騰擾攘經營之陰主內為陽之守陰陽二氣如環無端相抱而

不脫者也乃二氣不相維繫又當春陽動蟄之時亟宜攝納陰陽交通水火俾其生氣寧謐方為引年之首務然坎離分位尤賴黃宮聯合其間乃培胃氣以納穀又補心腎之首務矣擬三才合戊己法

紫石英 人參 熟地 天冬 白芍 炙草 茯苓 棗仁

顧

坎陰下虧離陽上浮五心煩熱君火不生脾土

中州痞噯食少不飢擬交泰既濟間求之

人參　茯苓　棗仁　遠志　川連　炒生地　麥冬

陸　先土火困不能媒合坎陰下沉離陽上亢握中陽以升坎降離至治也

人參　芡實　鹿茸　石蓮　枸杞　龍骨　益志　牡蠣

朱　元氣虛寒厥氣上逆挾飲多嘔乘胃多呃瘕屬奔豚

半夏　川椒　肉桂　乳薑　甘瀾湯煎

茯苓　川連　吳萸　白芍

陸

少陽之火藏于命門蟄藏不露所謂守邪之神生氣本也此火一衰則脾胃無以薰蒸而中焦不運矣營衛無以資生而爲寒熱時作矣甚則飛越于上而爲咽乾口燥散失于下而爲遺淋帶濁虛症蜂起莫甚于斯況三候之中浮之洪大按之無力尤屬虛寒假熱理虛不守之徵自非溫補下焦則營衛何以資

廿一

朱

生才實豈能健運耶鄙見若此未識高明以為何如

桂附八味去萸肉加　歸身　炙草　沉香汁

肝陽不攝挾飲上逆（運）久多肝為之凌腎為之擾尊年陽氣易虧命門之陽因而不露痰飲積為水寒陰火上乘陽位何以薰蒸肝胃而攝納生氣乎痰是經絡形寒便溏不食口瘡

舌赤而不添不渴体倦不寐而飢俯不飢仰

緣來沉漸濇小皆屬坎陷裏虛之徵擬人參

八味法以納氣歸原補火生土

桂附八味湯加人參

又

腎本既虧肝陽不得攝理中腎氣兼進

人參　於术　炮薑　茯苓　白芍　穞豆皮　于潛參湯送腎氣丸三錢

又

生元下虧肝氣上鬱補不如達暫進養肝開

廿二

又8

鬱 人參 炙草 茯苓 陳皮 白芍 鬱金汁 佩蘭葉 炒棗仁

氣本虛矣而氣復滯血本枯矣而血復凝滯天運用之機日窒先天升降之機何以自著如補正多足形之滯阻塞通瘀多孱弱之體莫當然捨補正通瘀二法又何以借著(箸)而籌乎姑擬通着法兼補以進

旋覆花湯加 人參 茯苓 桃仁 子茴 濟生腎氣丸一兩 葱子錢三 絹包懸煎服

又

樞軸不運，生生元日衰，陽有絕機，勉擬參附固本，芳香開竅以俟轉機。

人參　川附　茯苓　玫瑰花露

宋

生生陽大虛，水寒內積，必得陽旺乃陰濁自平。火旺乃生，水內附而隄水氣之泛溢，就頌坤土之崇厚。然必求火土之旺兆，發補命門，為元陽之窟，生氣之原也。但溫補之法，務期宜

廿三

識定力勿以效緩生疑勿以異論搖奪庶幾
湯用一分多病退一分陽氣全復多病亦全
退水土平安瀾可慶矣擬仿景岳陰症中
附子湯一法其中扶陽崇土行水收陰可云
具備所慮時當冬至之後正陽浮而陰走之
時一陽之發轉頗難佐以班龍丸法借生陽
靈動之物以培坎中生氣總爲來復之機耳

人参　熟附　於术　茯苓　午服

人参　鹿角霜　鹿角膠　茯神　補骨脂　熟五味　子服

某

虛不肯復，為之損，納食不充，形瘦便溏，往來寒熱振寒，神疲咳喘，俱相因而見矣。刻下甫交秋，令雖燥氣未行，而火炎陰虧之体，其肺金之燥已先天时而見矣。第補陰之品反礙脾土，姑擬扶胃降逆。經云：納穀為寶。

廿四

北沙參　川貝母　北五味　青鹽陳皮　甜杏仁
米炒麥冬　生米仁　川石斛　炒白麥仁

熊

營血屢脫真陰大傷陰中之火急躁動不寧恐火不歛其焰則血亦不能安其寧謐之體擬用加鉛六味湯鎮安其上逆之勢

六味湯加　青鉛　白芍　貝母

又

血溢未平喘咳潮熱亦緣氣而促揔由腎纤

吸入之陰虛而心肺上浮之陽不能攝入於不息之途目下交甫秋令雖燥氣未行而火炎陰錮之体其肺金之燥已先天时而見矣經云逆秋氣焦滿擬用清燥湯法使清肅之令下行再商補陰之法

清燥救肺湯去石膏加　白芍　五味

張

咯血經月六脈上湧其根病屬腎臟受傷其

肺胃並無開涉，法宜納氣歸元，使腎氣安，乎血自歸經耳。

六味湯加青鉛　童便　阿膠

柳

中氣大傷，血無主統（脾不統血），以致微弱，無怪血統乎？氣亦孤而無偶矣。夫有形之血不能速生，機微之氣所當急固，宜大劑之理中湯回胃氣，稍安庶無氣高喘汗之虞。

人參　冬朮　炙草

炮薑　白芍

楊

肝滯內蘊，肝陽上逆，筋絡失養，此足疾之所由起也。溫補過多，木火怠亢，乘胃爍金，經絡受傷，此乃血症之所由來也。冬至一陽氣升，血隨火溢，咳不得臥，小便渾濁，亥子火升，兩尺左關躁疾不寧，皆屬陰虧，功亢龍雷不拜之徵，擬潛湯制火一法，得木火寧謐，再商封蟄。

龜版　懷麥　黃柏　[illegible]　生地　跋（趾）　桂　雲苓

廿八

吳

先天不足者火易浮炎煩勞太過者陽易動越此血溢之源也藥用壯水制火調攝亦宜静養以制其火

生地　天冬　女貞子　丹皮　牡蠣　石斛　茯神
建蓮

孔

痰熱吐沫壅氣不除胸中窒塞清晨見血絲左弱右弦肝腎本虧燥火上爍手太陰清肅不行氣滯不布內經又云逆秋氣則太陰不

收肺氣焦滿又云諸氣膹鬱諸痿喘嘔皆屬
于肺是實熱者陰虛也血溢者肺絡傷也吐
沫者肺氣痿也喻西昌清燥救肺湯一法似
合病機機此為治

人參　甘草　麦冬　阿膠　桑葉　枇杷葉

納

失血症脈弦緊是血虛氣旺屬於血室虛
不歸經夫肝為藏血之地而多少氣肺為主氣

廿七

之源而少血營行日遲漸則瘀血爲之逼矣

滯行調飭庶幾氣和血寧

穞豆皮　枇杷葉　以苡米仁　生白芍　牡蠣　阿膠

王　右尺虛而遲動左關濡而芤藏血之經大虧

而龍雷之火尚未得寧擬壯水制陽法

生地　阿膠　白芍　牡蠣　青鉛　牛膝　澤瀉　建蓮

又　脈稍和柔咯血亦減但金水二臟氣本貫通

水虧則相火易浮必溢入絡竅故血雖定而氣竟未平時有欬逆也擬壯水清金為善後之圖

生地　清阿膠　女貞子　川貝母　建蓮肉　龜版
大白芍　麥冬　生甘草

擠

大驚之後繼以生嗔怒經云驚則氣亂怒則氣逆氣亂而逆血隨溢出有由來矣但血溢過多氣困耗散汗出躁煩神倦呃逆脈浮而無

廿八

按之豁然，皆屬神虚氣逆之徵。擬犀角地黄合救逆法，以鎮逆斂神為主。

生地黄　白芍　犀角　丹皮　參鬚　茯神

龍骨　牡蠣　知母　建蓮　赭石

劉

風熱上壅，不從汗泄，以致逼血妄行，所謂奪血者無汗也。血雖止而咳逆口燥，頗無寒熱，火邪留伏營分，宜甘寒降火為治。但胸痞便閉，離經瘀血與風熱相搏于膈間，擬用犀角

地黃湯消瘀之中兼透伏邪

犀角　生地　象貝母　南沙參　丹皮　赤芍

藕汁　蘆根汁

吳

失血之後脉見弦浮按之濡弱食少寐痞潮熱漸汗本由先天素弱後因勞傷中氣金匱有云寸口脉弦而大弦則為減大則為芤減則為寒芤則為虛症雖虛熱外浮其實中藏不足食入不運喜按喜煖脾陽衰弱之徵已

廿九

靈一班矣兼之寒時其汗濡而汗出者皆屬
衛氣偏虛之象衛氣行陰而寒而行陽而濡
也雖大便間日一行小便黄少屬中虛不運
而然非火燥爍金陰之比擬用人參建中法
一遵内經甘藥益胃仲景稼穡作甘之旨建
立中宫兼和營衛庶幾營衛和而潮熱自退
胃陽運而虛痞自開矣

佛手　沉香汁　桂枝　炙草　大棗
茯苓　人參　白芍　飴糖

又

六脈偏弦，左關倍甚。內經云：春胃微弦曰平，弦多胃少曰肝病。且扶蘇條達，木之象也。木氣受鬱無屈曲不舒，以致中尅犯土而為悶滿痞塞，下吸腎水而為寒熱燥煩，即失血之因，亦由肝氣橫逆而逼其本經藏受之血以

三十

妄行耳法宜疏暢肝脾為治其受病之源擬

逍遥散加减之主

人参 茯苓 歸身 陳皮 冬术 炙草

白芍 炙黑附 木瓜汁 大棗

郭

血溢後手熱欬逆引痛胸痞脉細勁而左

尺當不應而而反皷動言由少陰素虧熱藏

不密直春陽盛越之時肝木吸引腎氣火而

升氣內外合邪所由來也擬鹹寒降逆法

生地黃　淡元參　川貝母　福澤瀉　大麥冬

川石斛　白茯苓　粉丹皮

計

血溢旬日腿冷頰赤食少氣逆咯痦脇疼脈細數而小弱肝腎先陰大虧當蟄藏之氣陽不下攝以致逼血上行擬益陰以攝虛陽

生地　生白芍　穭豆皮　元參　川楝　雞子黃　牛膝　茯苓

卅一

張

向來失血本因酒熱傷肺加以煩勞失陰內耗火淩爍金以致咳嗽潮熱消爍肌肉肺胃俱虛絡來洪弦而弱金藏不運後天尤宜培養以失陰血源非水化穀不完也擬培土生金一法先理後天

北沙參　白芍藥　川石斛　枇杷葉　扁豆

莧麥冬　炙甘草　雲茯神　甜杏仁　米仁

張

先陰素虧，肝陽上逆，當春暮木火升越之時，絡傷血溢，漸至氣冲咳嗆，足冷火升，六脈細數，皆陰耗陽本虛，致治奈食減不運，後天後弱，滋膩之品反碍中州。常沙越人論治虛損，首重脾胃，建中復脈亦反以也。兩天交困，藥不可以偏投，擬千金建中法，兼臞仙瓊玉膏。

請政

卅二

桂朮　炙草　阿膠　紫石英　白芍　白茯苓

牡蠣　南棗

又膏方　人參　麥冬　沉香末　琥珀末　生藕汁

白蜜並膏和服

李正芳先生出診方案

洪 申衙前 二月廿日 體豐濕勝中氣必虛春温蒸閉陽明已逾一候致濕熱蒸痰化火內蒙清竅口噤神呆舌戰齒痙脈細軟而沉大便拒按納上隱隱有癖邪含並結痰火風交熾不達其勢極險最恐喘厥繼至姑擬滌痰宣閉以沸達邪法冀得轉机乃幸

一

姜汁炒川連　川桂木　鮮藿斛　鉤籐勾　枳實汁

雲茯苓　枇杷葉　鮮竹瀝　遠志炭　炒黃川貝　羚羊角

石菖蒲　廣橘紅

汪　顾市巷　二[illegible]

右睾丸牽痛上交少腹小便不通脈弦遲舌白而糙此厥少受寒疝所謂寒主收引也姑擬辛溫流氣通絡法

小茴香　金鈴肉　荔枝核　川桂枝　昆布　橘核

延胡索　蘇梗汁　赤茯苓　烏藥汁　不加引

洪　申衙前　三初二

滌痰宣閉

口禁不開，舌光滋潤，二便俱閉，脉數促，左部大小不勻，按之無力，瘖隱目閉，氣急痰聲，陰氣漸虧，濕熱痰火深伏，誘竅俱閉，風陽煽動不熄，勢甚險迫，足厥之變同。秋村先生議鹹苦入陰，宣閉托邪法。

鹽水炒黃連　淡黃芩　犀角　雲茯神　紅鈎

大生地　石菖蒲　清阿膠　雞子黃　濂珠粉

遠志　石決明　鮮竹瀝汁

二

李 衛道觀前 三月初四日

傷風咳嗽，身熱未暢，而退繼而齒齦腐爛，牽癢搔挖剥蝕，舌白便泄，連次發厥，脈細而數，肉熱風溫瘍毒，走竄陽明之絡，火風交併，誠恐喘生呼吸。

環瀛青林二先生方極妥，僭加疏風化毒法。

殭蠶　牛蒡子　防風　萊菔甲　砂仁　蒼

李 衛道觀前 三月七日

腹痛已緩，大便仍不通，過身潮熱，夫厥陰

之為病原以寒熱為勝後陰出之陽乘其勢

而疏導之

桑皮　青皮　木香　查炭　香附　陳皮　半夏　茯苓

越鞠丸

陸　板蓮巷　三月[illegible]

素體榮（營）虧肝陽自不寧謐耳鳴頭暈足浮

痿弱怯冷大升且迷時足逆感神倦之象

振掣無乃陰虧纖燥火風煽擾之象飲食

不減往俯急病撥以緩肝神熄風和陽法

三

炙草 生地 茯神 柏仁 石决明 小红枣 淮麦

歸身 龍齒 白芍 川石斛

李 衛芝觀前

肝邪充斥之際驟加悲感致陽氣化風入絡嘔痛頓心煩躁反加脈形仍見緩弱面赤頭痛撿指剔甲神志時迷時爽肝風漸甚清竅欲蒙昏喘痙厥之變不可不及也

同議熄風安神散鬱和肝法

雙鈎 龍齒 遠志 炙草 建蘭 濂珠

朱拌茯苓 淮麥 甘菊

張 鈕家巷 四月初七 年來以下虛弱無力小便頻數若淋脈弦大左部歇至高年臟氣虛弱內風暗動是虛痿大症理之不易也

人參 麥冬 茯苓 半夏 熟地 五味 戟肉 石斛

張 鈕家巷 四月十日 虛倦如醉胃納式微大便溏泄脈形歇止

其神者乳少液年逾古稀臟陰腑陽俱竭
此病也是衰也藥石恐難奏績
參鬚　五味　川斛　谷芽　半夏　麥冬　茯苓
生草　白芍　陳皮

胡　大部樹巷　九月十七日　寒熱必作淹纏一月近日但熱不寒汗多
氣促懊憹而煩頰左弦右部濡弱舌紅苔
白舊眠食如常此乃溫熱伏邪發于少陽

之經久鬱不化營衛皆虛以致病氣纏綿不
已擬和脈法參入培陰清熱之品以伏邪久
鬱血分必舒也

桂木 生地 青蒿 半夏 茯神 淡芩 白芍 鱉甲 陳皮 甘艸

沈 古坡潭 肘

腎虛氣亂于中上為喘呼不便下氣肛墜
足浮舌紋脈華水飲亦不能多進湯納大劑
涼難竟投計維潤調其氣以舒其俾俾滋胃
也

能安穀乃中流砥柱 氣機升降始可復常

萱花 柏仁 砂仁 穀芽 首烏 青果

胡 大部橋巷 四月廿五日

寒熱漸輕 舌紅始化 合因乃汗始出已見

三陰瘧象初發 陽浮陰瘧者當調和營衛

邪戀之險（瘧）邪亦將不攻自解

歸身 桂木 淮麥 白芍 蓮查 鱉甲

大生地 淡芩 炙草 茯神 仁棗

又 復診 閏四月初三日

前用和法寒熱已作仍不能止寐少汗多經神參察是久熱傷陰衛失其和而浮陽不克藏謐也擬仿補三陰一法

黨參 熟地 當歸 龍齒 棗仁 黃芪 茯神

甘草 牡蠣 於术

李 井儀方巷 月初六

胃主納脾主輸脾失健運之常脘腹浮舍包終腑氣不通經緩滑小溲短赤寸六

溫濕熱示不能下達州矣擬置中泄濕宣

陽法

白术 木瓜 赤苓 陳皮 厚朴 炮姜 茯皮

枳殼 木香 谷芽

沈 新衖巷 初三

風溫化表之後後熱不退大便不通欬痰

氣癆飲食漸減脈弦滑舌紅根濁苔邪積

堅閉濕與食滯互鬱生熱阻於陽明之裏

擬以辛苦為泄熱疏補法

越鞠丸去蒼朮易白朮加川連 赤苓 薔薇露 白杏仁 鮮竹茹

袁 蕭家巷 九月初五 懷妊已將臨月感冒風邪身熱有汗不解

惡心頭痛胸悶後痞脈滑浮舌白法當疏

解然甫三日風壅氣滯亦不瞻顧胎元也

蘇梗 荊芥 子芩 枳殼 竹茹 黃楊腦 防風 陳皮 厚朴 橘紅

沈 青龍橋 九月廿一 右目瞤動口歪肉瞤內風先已震動欬痰火

氣喘又发經年近多喘急日甚徹夜難臥

脈濡弱甘补納穀式微經絡浮腫舌苔微

白而厚高年臟氣內虧肝腎陽浮攝臟收

納之司漸廢此恙也

決明 沉香 半夏 茯神 麦冬 都氣丸 鉤勾 橘紅 白芍

又復診 四月廿三

昨服藥後喘漸輕可能臥矣晨氣仍衝逆

彼此神當驚惕肉瞤脈沉弱無神高年臟

腑火鬱不克蟄藏收納肝陽化風動震不
息夏至火炁通能不懼乎攝通納肝腎法

炒松熟地　半夏　杞子炭　炙草　鈎白　青鉛
白芍　歸身炭　陳皮　甘菊炭　茯神　沉香汁

王　莊家橋

善飲多濕濕陽易沸与痛起大後收伐攻
衝得食則逆而嘔吐脉左弦右部帶數肢
冷形凜舌白脘痞此脾陽虛厥陰氣乘為

八

痛攣通陽洩濁從通則痛止之義

烏龍九加 茯神 紫石英 柏子仁 沙歸身 沉香汁

沈 青龍橋 四月廿日

前發通納肝腎喘勢反急仍不能卧夫喘為肺腎虛病虛不受補最為棘手今診脈沉澁不任尋按乃元海無根氣失藏納似難更易他法細推病情素嗜燒酒恐必火熱爍金肺絡痰攣以致相傅無權清肅之

氣不能下降是亦一理擬方从手太陰滋降但夜至大節兆遽虛脫可慮

洋參　五味　川貝　鈎藤　海石　沉香汁

麥冬　白芍　陳皮　決明　茯神　枇杷露

又

復診 九月

昨投清降喘稍平仍不能卧下痰粘難出二便不利此皆肺經壅滯之見症姑先治標冀得肺氣通降再圖培本

九

洋参　五味　蘇子　川貝　生蛤殼　枇杷汁露
茯苓　麥冬　桑葉　陳皮

又後診
四月
久嗽情緒鬆喘勢亦緩仍不能卧下歸納壅
滯顯然臟氣難充碍難投補仍擬清降
洋參　五味　麥冬　杏仁　紫衣胡桃　雲神　枇杷露
川貝　秋露水　浮石　沉香汁

沈 吉龙橋
五月朔日
頻吐血痰瘧結已鬆音低吸短胃納式微

倚人氣神倦形寒仍不能着枕脉沉细是
氣端陰枯痰火重陽用事夜逢大節能勿
慮其喘脱乎

洋參　巴杏　人中白　川貝　扁豆衣　麦冬　海石
茯神　藕汁　稻根鬚

王　濂溪坊　四月廿九

寒戰後熱氣日已作三次加之嘔逆拒納
脘中如焚痞結不開日間曾寒驅濕達邪
十

之方雖後病仍不減診脈復見弦數之象此必濕熱擾動肝陽氣機拂逆不降夫厥陰之為病原以寒熱為勝復也暫擬苦辛洩降法

左金丸　决明　半夏　陳皮　鉤勾　黑山梔　沉香汁　旋覆花　丹皮

管　管家園　五月初一日

風溫時癘壅遏營為痧痧灼熱喉痛目鳩唇丹神呆呃忒大便頻泄瀉胸面痧點不

透兩臂紫斑如紋如錦病已三日毒火並
伏不宣勢極危廹行將閉陷昏厥矣勉擬
方　大豆卷　馬勃　土貝母　人中白　西河柳
茅柴根　荆芥　牛蒡　連翹　杏仁　浮萍　枇杷露

又　復診　五初二

身熱稍緩得汗不多痧瘄亦不能透舌絳
舌化濁飲便泄頻軟數陰氣積鬱癘邪從
火鬱過甚恐不止仍非順症擬清營解毒

十一

又 復診 五劄

疏癍泄熱法

犀角 赤芍 土貝 連翹 桔梗 鬱金汁 枇杷葉
細生地 丹皮 牛蒡 豆豉 殭蠶 西河柳 茅根

痧癍未透而回呃忒不止口舌糜痛時呈煩躁不寧之象毒火內伏不克從外而達胃衰經伏浮游纖經濕熱不生尚未坦途也

羚羊角 赤芍 丹皮 土貝母 連翹 鬱金汁

金石斛 牛蒡 桑葉 赤芍 竹茹 薔薇露

又 復診 十二初四

痧子縮回毒火無出路乎發藍瘢擦損腐痛頭面火瘡又累累而起背裹經然滲水淋漓留邪雖欲尋路而出然陰氣已傷內火尚熾最為淹纏也

銀花 菉豆殼 土貝母 牛蒡 花粉 枇杷葉 丹皮 赤芍 連翹 桔梗 甘草梢

沈 五初 青龍橋

神志模糊舌乾液涸脈仍沉細無根雷火

用事纖悉此殊堪棘手也

洋參　決明　炒貝　霍斛　燕窩　茯苓　麥冬　八仙長壽丸

周　葛百戶巷　七月初十

纖骨素弱延及督任腰脊常痛經水久停夏初忽通一次仍不能應期而至營陰衰弱可知矣今右腿內廉疼痛抽掣者緩和劇時不能起坐即臥亦不能轉側脈弦細澀有寒熱此血虛木失所養從通為痛也

之象　　五茄　杜仲　蔴骨

归身　虎骨　牛膝　木瓜　香附　生地　狗脊

倪　混堂巷　五十一

濕溫時邪灼熱六日不減氣促舌強呃忒頻頻脈濡數按之無力心力俱勞之体濕熱深伏此但不能外達而有外陷之象棘手險症不敢輕視

枇杷葉　丁香　豆豉　川貝　杏仁　佩蘭葉

茅根　厚朴　山梔　陳皮　赤苓

又復診　廿三

苔從潤涸神志時常手熱不能分揚緩數但氣喘息急呃忒不止渴思冷物面赤目胗濕熱似火內燔不克得汗發痦邪無出跳裏縱漸閉正在一候險關恐風波旋痙厥

犀角　山梔　黃芩　丹皮　霍斛　柿蒂

茅根　枇杷葉　陳金汁　舊荷　連翹　豆豉　鉤勾

丁香　竹茹　荷梗

孫　通濟橋

眩暈心嘈善饑不能食四肢無力大便溏

脈象左弦虛浚未滿百日肝胃兩虛木火

似風上擾擬先和緞

炒於朮　石決明　炙草　茯神　陳皮　歸身炭　淮小麥

炒白芍　穀芽　紅棗

又　復診　月廿八

眩暈稍緩神煩心嘈倦怠無力脈細弱皆

營陰內虧肝陽上浮不降擬滋陽明衝任

和營

方

程 濂溪坊 八月初

己丑年十二月

痰飲漬纖入絡擾動虛陽逆而不降乃致

呼吸氣痺時塞時喘脈沉弦肌膚麻痺冷

熱不知此皆營弱氣滯不克流行貫注致

邪充斥三焦伏病矣冬至在邇不增乃吉

擬緩纖和絡泄致調氣法

洋參　穞豆皮　炙草　陳皮　歸身　於朮　淮小麥　川白芍

谷芽　紅棗

蘇子　淮麥　石決明　冬瓜子　霞天麯　炙草　橘紅　紅棗

郭 鈕家巷 十一月

孅弱素体，受温补，先阴耗，内热阳扰，肌肤细发，纤瘦偏亢，拟养阴和降。

石决明　生地　丹皮　细生地　茯苓　料豆皮　白芍　茯神　炒槐花

沈 池墓 庚寅年正月十三日

痢疾淹缠五载，始曾便血，奠及营阴，先耗久不能复，迩来形瘦，寒热痢次仍频，弦细舌光如镜，纳少无力，细弱纤强，除此春

陽升發極宜節念静調始不至增純發浮擬培土和陰為理

土炒歸身　炙草　白芍　雲苓　小紅棗　土炒於术　陳皮　木瓜　秋米

沈　周庄邀　正月十三

冬温引動伏邪，乎執淹纏匝月不已，又因歲暮煩勞，正虛不克托達，汗疹似未透大便不通，舌絳苔膩，脘間痞結不舒，脈弦數，欬嗽痰粘，神氣倦怠，邪濁並阻肺胃，其勢

尚重未可輕忽如擬解表泄熱清肺化痰

法　淡豆豉　桑葉　青蒿　乾霍斛　山梔　枇杷葉

淡黃芩　赤苓　川貝　江枳殼　杏仁　秋梨皮

楊　周庄太太　丙十三

心陰素耗復因煩勞悲悒肝陽拂逆於上

耳鳴善目淚自汗如洗夜不能臥脈細弱

左弦舌苔乾白虛象已露擬養心陰佐以

和肝斂陰

十六

生洋参　炒黑归身　苍龙齿　盐水炒枣仁　生姜皮
云茯神　石决明　北秫米　酒炒大生地　柏子仁

又　姨奶奶　五月十三　去秋痢后伤脾胃，食减形瘦，心嘈，下午神倦不适，缘形虚数挑，以和养。

川石斛　炒半曲　炒白芍　炒焦谷芽　陈皮　生甘草
云茯苓　广藿梗　阳春砂仁

阮　周庄娘娘　五月十三　痰红先伤，继以感受风寒，咳呛音闷，内热

形寒脉细咳有久乃劳之患不可忽也
霜桑叶 杜苏子 肥玉竹 白杏仁 川贝母 枇杷叶
防风 旋覆花 广橘红 生甘草 冬瓜子 水梨皮 生蛤壳

又 周庄 查翁

风邪上受寒热后咳呛痰多气促舌白肺
壅痰阻治拟疏解
杜苏子 象贝母 冬瓜子 海石 枳壳 橘红 茯苓 前胡
水梨皮

朱 白塔子巷 三十七

气营并虧痰饮着寒而发咳呛喘急痰沸

十七

不利，弦右細而沉，左部稍數，風陽不淨，病
發于冬土王在節，深恐壅厥，虛波不可忽
也。擬方
桂枝 蘇子 冬术 歸身 半夏 杏仁 雲苓 陳皮
海石 炙草 紫衣胡桃肉

又 復診 三月

痰飲喘咳，發於土旺之交，面浮手振，舌強
苔濁，弦沉細，胃困不納穀，高年氣弱，痰凝

風陽內動，有厥中之慮。

苓桂术甘湯加 鈎白 石决明 女貞子 煨姜

歸身 白芍 炒萸肉炙 水梨皮

又

復診 二劑

面浮手振雖平，脉仍沉細，寐多神迷不爽。喘逆仍然，中下並虚，陽不納，土旺在節，身恐風動寓厥，擬景岳泄飲納氣法，兼顧本原。

十八

归身　茯神　大熟地　陈皮　浮石　梨皮　川贝

双钩　炙草　玉竹　冬瓜子

又复诊（月初）昨投清纳精神稍振左脉至数分明痰嗆

尚甚豈邪未平适交土旺不反雷霆乃妥

归身　紫石英　蛤壳（煅）　炙草　玉竹　陈皮　水梨

茯神　叭哒杏仁　熟地　海石粉拌炒川贝　秫米三

又复诊（月初）精神渐振痰息亦平惟着冷多咳嗆仍频

伏飲未淨，仍擬和納。

歸身　茯神　熟地　苡仁　吧呾杏仁　桑子　蛤殼

川貝　蘇子　陳皮　玉竹　紅棗

王　丁家巷　五十九

暑濕鬱蒸，身熱一候，稍瘥，發〻熱，依重，薄暮始作，煩渴胃痞，嘔逆，心傳煩鬱叢，舌絳，苔白，濕淤熱甚，蒸悶膜原，不克從少陽達出。同師依先生議，吳又可達原飲法。

知母 草果 厚朴 半夏 黄芩 赤苓 陳皮 枳柳 鮮佛手

黄（曾胡徐巷 五月九）臓陰素虧，濕熱用事，脘腹微結瘕攻，便溏欬嗽，痰稠頻濡數，病涉脾肺，擬化濕顧陰為理。

苦梗 紅棗 生甜冬术

桑白皮 陳皮 川貝 地骨皮 香附 大腹皮 茯苓 金斛

吳（麒麟巷 五月）觸暑閉汗，膚熱神蒙，語言不朗，脈弦盛而滑，中宮有痰，恐陽動入絡，擬清暑滌痰宣

葉跨塘橋 六十九 懷麟已將臨月，連次漏紅，而無痠墜脹痛等因，惟脊痠頭脹，脈形弦數，素體內熱，風邪襲入太陽，似熱擾營，仍從陽明衝任而下。同仰山先生議，熄風邪，和營清熱安胎。

羌活　桑葉　歸身　子芩　香附　防風　白薇

閉法

香薷　厚朴　半夏　茯神　荷梗　竹茹　六一散

蔻仁　陳皮　藿香　佛手

白芍　蘇梗　茯神

蘇　聞德橋　六廿九日　生血傷陰損延二載今歲入夏以來漸至形瘦骨立氣促痰多呼吸幾不能相續頃況細口舌糜痛汗泄乎瀉昨又大便瀉溏陰損已及於陽法在不治秋暑加甚最慮雲波陡起

沙參　川貝　海石　橘紅　茯神　炙草　人中黃　燕窩　冬虫夏草　穞稻根鬚

汪 顧市巷

伏暑發于經行之後身熱生衰靡寧昏狂譫語醒亦不甚了脉弦數白瘖畧見稀粥稍進此係熱入血室之症遵經調治必須先刺期門以泄厥陰肝募然後用藥始望有效候 文哉先生并 熙亭先生政

柴胡 當歸 桃仁 川朴 茯神 查炭

黄芩 赤芍 丹皮 鬱金 香附 佛手

鄭 兵馬司橋

伏暑秋發寒熱已似瘧象寄日輕偶日重
熱甚昏厥汗出過多類乎此之瘧診脉弦
遲舌苔白厚此由夏暑取凉飲冷拜陽受
傷其邪深伏難達胸脘痞結泛沃頻之清
陽窒痺濕熱內恋尚非退境也候 柳橋
淡雲先生政 赤苓 炙草
桂木 草果 厚朴 白芍 半夏 雲术 生姜 檳榔

趙 北顯子巷 八月十二日

寒戰後灼熱神蒙肢冷舌強脈數伏乃伏邪觸寒一病即陷難治之症也勉擬方

四逆散加 遠志 鬱金

沈 雲經衖 八月十三日

病起霍亂身熱兩日即返逆神志迷蒙惡心拒納脈濡數目蒙舌黑又述經至此時迄今五日病情不減是伏邪混淆不克達陽明而逆其勢極險恐增喘呃昏厥

廿二

陸　百獅子橋　十月廿七

鼻準因跌傷破血湧未流兩日始定鼻梁面頰餘腫未消額荒無左部尚弦少納飯兼手潮熱亡血傷陰虛陽不戢冬至大節在邇極宜靜養以防節外生枝

桑葉　陳皮　枇杷葉　丁香　鬱金　半夏　厚朴　木瓜　茅根　茯苓

大生地　女貞子　茯神　炙草　白芍　決明　莧麥冬

旱蓮子　棗仁　淮麥　紅棗

郭 鈕家巷 十月廿六

肝胃之病漸涉督陽之虧擬柔溫益下

熟地 黨參 兎絲 枸杞 當歸 茯苓 青皮 陳皮

林 鈕家巷 辛丑五月

肝陽暴怒痙類煎厥為哭為笑為齒痓風陽內煽熾氣偏燥擬緩肝和陽法

甘麥大棗湯加 龍齒 生地 元武 茯神 白芍 鈎籐

秦 皇甫基 五初十

左足腫因傷出血過多元陰先耗後起腹痛拜泄小溲癃閉兼旬以來飲食大減且

廿三

肝氣逆作，往之胃絡漸致，舌白是肝捍氣血交黏，肝餘未盡之濕混淆不化，殊非輕候也。姑擬培中煦陽，先調其已亂之氣。

烏龍湯

李　銀家巷五十二

經信已逾三月，納減惡心，每月漸見紅絡，滑利是懷妊之象，名曰激經，擬平調為理。

蘇梗　子芩　枳殼　砂仁　藿梗　[illegible]　桑葉　竹茹　冬术　陳皮

秦 皇甫基 五十三

陽明為氣血之海，胃氣不醒，無陰何由而立？以秤怯生癃閉之病，淹纏不愈，邇日來腹痛頻頻，氣机尚滯，撥厥陰陽明調之。

六君子湯加 藿香 九香虫 潑木瓜

吴 大成坊巷 五十二

腹痛嘔吐三日，而心之後神志迷乱，目常失光，脈弦滑，胸脘憤悶，溫溫欲吐，舌布灰濁之苔。平素善飲多濕，與肝火濁痰交阻，苦

又五詞

清竅為之蒙蔽，勢甚險重，防風動痙厥。

草果　枳椇　川朴　姜汁　陳皮　赤苓　枳殼　鬱金　遠志　竹茹　香附

泄濕宣閉，神志已清，目光漸復，偶吐痰多，粘膩如膠絲，仍弦濕生痰，彌漫於膻中，真靈之所，神倦喜臥，氣分大傷，尚恐閉而復閉。

澤瀉　白朮　竹茹　香附　藿香　厚朴　蔻仁　葛花　姜半　陳皮　赤苓

徐 獅林寺巷 六十八

痺痛攣痰齊發，卧床匝月，痛甚神當，以致營陰胃液俱耗，食納式微，大便旬日不通。夫痺為三氣雜合，此症因三月間咳嗽失血，熱留肺絡，一身之治節似廢，氣血不通，痰攣起塊，理或互誌。姑擬養肺和絡化痰清火，兼合古人治痰先清火之義。

洋參　麥冬　絲瓜絡　川貝母　川石斛　陳芥菜露

廿五

生地 忍冬藤 羚羊角 橘紅 竹茹 鮮蓮子

顧 石人衖

陰虚之體感受暑邪寒熱生衰靡定述經停三月惡心惡熱似為懷娠之象然脈雖無而不浮利少腹作痛赤白帶下如注急阻之說未敢必也擬消遙散先從少陽木火

柴胡 白芍 赤苓 甘草 荷梗 當歸 山梔 黃芩 藿梗

王 石皮衖

厥陰結氣為痛相延二十餘載近為抑鬱

形傷痛發頻劇繞後攻沖入脘嘔逆妨納甚多四肢逆冷大便僅通脈右弦左部細濇氣營兩虛受寒不散厥氣犯胃急出沫屬棘手之症也反至大節在邇痛厥虛脫不可不慮擬仲聖當歸四逆法緩肝泄濁以止痛為先

歸身　生白朮　甘草　鱉血拌柴胡　茯苓　白芍　木通

廿六

寿妙仁　东京桂二下七度摩细汁文

痰火上當必挾肝風之性善行數變所以

轉急轉發之時神志糢糊面赤骨露振搐

強而且數能含善飢噫逆發噲振痙並恭

無非火鬱痰灘流氣膹鬱之象許學士先

珠母湯一法與症頗合録以請政

犀角汁　龍齒　茯神　鈎勾　洋參　細生地　麥仁　子仁

珠粉　沉香汁

素有痰火，不時而發，發則神呆不語，飲食反加，如昔便閉，口渴舌絳，唇紫，火風煽爍，似為癇症，理之不易，擬化痰清火參入宣竅通絡。

犀角　膽星　鈎勾　花粉　濂珠　竹瀝　連翹　決明

廿七

又錄李正芳先生藥局門診方案

左四十三歲 風邪暑濕鬱蒸于熱五日胸痞煩渴其病正在發越時也

豆卷 藿香 赤苓 半夏 澤瀉 川厚朴 枳實 六一散 橘紅 竹茹

加鮮荷葉引

右三十九歲 多產陰虧之體經漏未塊後往胸痞緣素兼苦白濕熱擾營恐風生昏暈

歸身 香附 白芍 旋覆 丹皮 白薇 澤蘭 茯神 新絳

葱管

右六十岁 積勞挾濕纤綿之氣皆傷理之不易也

冬术 香附 半夏 茯苓 歸身 生芽 陳皮 木瓜

右廿一岁 暑風挾濕鬱蒸形凜身熱欬嗆脛痠病耶

初起先從散解

牛蒡 桑葉 半夏 赤苓 紫蘇梗 杏仁 橘紅 藿香 荷葉

右卅岁 身熱多汗頭痛胸痞暑風挾濕混擾治以散解

桑葉 杏仁 赤苓 半夏 枇杷葉 牛蒡 枳殼 六一 橘紅 荷邊

廿六

右 五十六歲 牙熱淹纏半月 欬嗆痰多 肺經濕熱不宣 治以和化

桑葉 甘草 [illegible]霞 川貝 薔薇露 地骨皮 玉竹 橘紅 茯苓

左 十三歲 牙熱嘔惡 暑濕時邪而起也

香薷 桑葉 杏仁 薏仁 蓮 豆卷 赤苓 六一 橘紅 姜皮

左 廿六歲 瘡瘍初愈 腹滿脛浮 脈緩 大濕熱未淨 內走肝脾也 慮延單脹

香櫞皮 茯苓 澤瀉 大腹皮 荷梗 香附 萆薢

木猪苓 藿梗 枳目

右　暑風外侵身熱頭雖已得汗熱退而餘氣不淨防有反覆

桑葉　防風　赤苓　枳殼　藿香　丹皮　半夏　建曲　荷邊　六一散

左十三歲　暑邪未達仍防轉重

香薷　六曲　赤苓　澤瀉　荷邊　六一散　薏仁　藿香　半夏

又十二歲　形寒身熱頭暈餘氣暑風挾濕初起

香薷　薏仁　半夏　赤苓　佩蘭　防風　藿香　杏仁　六曲　荷邊

右六十叟　大年積勞病後暑溼復侵

歲氣所屬以配君臣佐使　即以餘年所屬為臣

人中黃屬土甲己年為君　黃芩屬金乙庚年為君　黃柏屬水丙辛年為君

梔子屬木丁壬年為君　黃連屬火戊癸年為君

分兩設約

焦地榆 錢　炒川樸 一下　綿茵陳 三　捲竹心根 錢　紫菀茸 七　西河柳 三

錦枝柳 錢　北細辛 下　飛滑石 三　烏犀角 磨冲 錢　銀花 三　陳胆星 冲七

佩蘭葉 三　薤白 三　海金砂 三　至寶丹 一粒化下　紫雪丹 冲下　烏附汁 磨汁 三

炒淡豉 三　甜葶藶 冲 或七　赤小豆 三　陳香薷 錢　鮮菖蒲 下　肥知母 七

淡黃芩 七　川木通 七　北柴胡 冲　大豆卷 三　鮮蘆根 一兩　川芎 冲

鮮竹茹 錢　補骨脂 七　金鈴子 研 即川楝子 錢　木防己 錢　鮮茅根 去心 一兩　龍眼肉 三

鮮生地 冲 或一兩　元武版 刮淨酒炙 三　大腹皮 錢　藿香葉 七　蟬衣 下七　丹參 三

柿霜 錢　柿蒂　大腹絨 錢　淡竹葉 七　荊芥穗 錢　車前子 三

梨汁 冲入　丁香 三厘 或黃　嫩蘇梗 錢　粉草 一下　杏霜 三　菟絲餅 三

烏梅肉 炒 冲 生七　白蔻仁 冲　白馬藥 錢　黑芝麻 錢　葛根 煨生 錢七　鹿角霜 三

厚杜仲（炒去丝）三　片薑黄 钱半　蔓荆子 三　馬勃 八　生炙附 子　青塩 三

（盐）北秦皮 二　川独活 二　青蒿子 三　苦丁茶（煅）三　百草霜 钱　淨桂心 八

石蓮肉 三　海桐皮 二　炒芥子 钱　霊磁石 三钱　菉豆皮 钱　陈艾 钱半

六一散（朱砂）三　晚蚕砂 三　新绛 钱半　沉香（磨冲）钱半　頭髮灰（即血餘）钱半　烏賊骨（即海螵蛸）

黑槐花 三　龍胆草 三　青葱管 三莖　草决明 钱　土貝母 三　大熟地（或炒松）

柿餅灰（凉大腸之火）钱　天竺黄 钱半　金箔 三片　夏枯草 钱　滁菊 二　淡蓯蓉（鹹）三

樗根皮（炒黑止血）三　側柏葉（炒黑）三　油松節 三　艸精草 三　[illegible]天虫 三钱　沙蒺藜 三

金毛脊 三　胡盧巴 钱　五加皮 三　小胡麻 钱　[illegible]花 二　淡阿膠（或蒲黄炒，或蛤粉炒）三

虎脛骨（煅）三　巴戟天 钱　炙山甲 三　望月砂 三　地丁艸 三钱　枸杞子 三

川續断 三　黑蜀漆 二　乳香 钱半　蒼耳子 钱　角針 钱半　（炒）甘菊 二

把柄茯苓 三　炮川烏 钱半　没藥 钱半　白芷 钱半　豨薟草 钱　雲茯神 三

製首烏 四錢　連翹心 錢半　穭豆皮 三錢　紫衣胡桃肉 二枚　一薏苡仁 三錢　馬兜鈴 一錢

白蒺藜 三錢　川貝母 錢半　菊花炭 一錢　河車膠 三錢　黑元參 錢半　枇杷葉 三錢

淮牛膝 三錢　人參 一錢　粉丹皮 錢半　川石斛 四錢　於潛白术 錢半　冬瓜子 三錢

白歸身 二錢　左牡蠣 三錢　炙甘草 五分　北沙參 三錢　川貝母 錢半　白扁豆 三錢

明天麻 錢半　五味子 五分　麥冬 錢半　叭噠杏仁 三錢　新會皮 一錢　白粳米 三錢

羚羊角 錢半　龍骨 三錢　南棗 三錢　肥玉竹 三錢　南沙參 錢半　麻黃 五分

進半麴 三錢　生白芍 錢半　大麻仁 錢半　紫菀 一錢　西潞黨參 錢半　桂枝 五分

川鬱金 錢半　霜桑葉 錢半　淡附子 三錢　真小淡膠 三錢　瓜蔞皮 二錢　旋覆花 錢半

小生地 四錢　雙鉤藤 三錢　赤白茯苓 三錢　地骨皮 三錢　牛蒡子 二錢　冬术炭 二錢

枸杞紅 一錢　廣皮白 五分　炒遠志 一錢　炙鱉甲 四錢　黑山梔 三錢　代赭石 三錢

石菖蒲根 一錢　白甘菊 一錢　萸肉炭 三錢　川黃連 五分　白桔梗 一錢　綿黃芪 二錢

細絲子三　女貞子三　胡蓮三　天花粉　紫石英　小青皮

炙草一錢　生石羔　柏子仁三　江枳實　茺蔚子三　焦茅术

南查炭三　射干　茯實三　紫厚朴　草果仁　煨木香

單桃仁三　鷄子殼一枚　龜腹版　淮小麥三　煨肉果　鑽地風三

歸鬚　生蒲黃　川萆薢　西洋參　生大黃　青風藤三

陳梨汁　建蓮三　炒黃柏　淡吳萸　郁李仁　海風藤三

大淡菜　酸棗仁三　建澤瀉　宣木瓜　小茴香　尋骨風三

糯稻根鬚　石決明　高麗參　生益智仁　江蔻

降香末　白芨　覆盆子　延胡索　漢防己

淮山藥三　白百合三　黃防風　高良姜　木猪苓

霞天麯三　桑螵蛸三　焦穀芽三　淡乾姜　川楝目

醫書目錄　共十書

李杲號東垣著用藥法象

陳嘉謨著本草蒙筌

張機號仲景著傷寒論又著金匱要畧五含

喻昌號嘉言著寓意草又著醫門法律尚論篇

皇甫嵩著本草發明

夏子益怪症奇疾方證

惠民和劑局方

李言聞著痘疹證治并月池人參傳

朱震亨號丹溪著本草補遺

李時珍著本草綱目

繆仲醇著廣筆記

危亦村得效方

繆希雍著本草經疏

蘇恭訂註唐本草

蘇頌著本草圖經

沈括著夢溪筆談

楊士瀛著直指方

曾世榮著活幼心書

李士材著本草元通藥性解

孫真人著枕中記千金方

陶隱居著明醫別錄發明藥性
甄權著藥性論
胡洽著百病方
王好古號海藏著湯液本草
日華著大明本草
汪機著本草會編
許叔微著本事方
宋太宗有太平聖惠方
錢乙著小兒直訣
張元素字潔古著珍珠囊又活法機要
吴澄有草廬集

劉河間著原病式又宣方 共三書
許慎著說文解字
周弼著說文字原
胡濙衛生易簡方
寇宗奭著本草衍義
朱子有離騷辨證
陳遯齋有集
陳遯齋閑覽
方虛谷有集
楊升菴有集
蘇沈良方

黃山谷有集
白飛霞韓氏醫通
劉松石保壽堂經驗方
張杲醫說
郭佩蘭著本草匯
景煥牧豎閑談
王節齋名綸字汝言著本草集要又明醫雜著
王璆百一選方
起宜真濟急仙方
葛洪肘後百一方又西京雜記又抱朴子
虞摶醫學正傳

瀕湖集簡方
葉廷器通變要法
鄧筆峰衛生雜興
李當之著錄
王貺是齋指迷方
楊子建萬全護命方
嵩陽子威靈仙傳
王履著溯洄集
戴原禮著金匱鉤玄
沈存中靈苑方
劉純玉機微義

吳綬傷寒藴要

陳言三因方

趙嗣真傷寒論

成無己傷寒明理論

皇甫謐甲乙經

張子和儒門事親

初虞世古今錄驗

余居士有選奇方

劉伯温多能鄙事

段成式酉陽雜俎

洪忠宣松漠紀聞

嵇康養生論

王燾外臺秘要

聖濟總錄

韓保昇蜀本草

蘇鶚杜陽編

昝殷産寶

方勺泊宅編

戴起宗脉訣刊誤

張華博物志

李廷飛三元延壽書

陳士良著食性本草

王安貧武陵記

李迅癰疽方論

薩謙齋瑞竹堂經驗方

唐德宗貞元廣利方

曹德勰著齊民要術

陳祈暢異物志

杜寶大業拾遺錄

萬表積善堂經驗方

倪惟德原機啟微集

李先知活人書括

俞琰席上腐談

孫思邈千金食治

孟詵著食療本草

羅願爾雅翼

周憲王著救荒本草又袖珍方

郭義恭廣志

郭璞爾雅註疏

李珣著南海藥譜

方孝孺遜志齋集

羅天益衛生寶鑑

張耒粥記

十全博救方

張三丰仙傳方
劉安著淮南子
孫柔之瑞應圖記
陸羽茶經
邵雍著皇極經世書
王水註素問
李延壽後魏書
劉郁西域記
錢跋錢乙傳
王世懋閩部疏
陳懋仁泉南雜記

王隱居養生主論
魏伯陽著參同契
干寶著搜神記
胡保漁隱叢話
朱真人靈驗篇
蕭子顯南齊書
雷斆炮炙論
吳鶴皐醫方考
李仲南永類鈐方
崔行功纂要方又小兒方
龔雲林醫

周櫟園閩小記
祖台之志怪
段公路北戶錄
歐陽修歸田錄
、嚴用和濟生方
張杲著醫說
任豫著益州記
范大成著桂海虞衡志
陸文量菽園雜記
贊寧物類相感志
周亮工閩小記

、范汪東陽方
、張文仲隨身備急方
、婁全善醫學綱目
戴原禮證治要訣
、掌禹錫著嘉祐補註本草
、吳瑞著日用本草
、寗源著食鑑本草
袁達禽蟲述
、真西山衛生歌
劉敬叔異苑
、陶九成輟耕錄

、馬志著開寶本草
蕭了真金丹詩
謝水續漢書
顧寧人日知録
吴儀洛字遵程輯本草從新
張介賓註素問名類又著景岳全書
王宇泰字肯堂著六科準純
、周禹載字揚俊集丑傷寒三註温熱全書
汪昂字訒菴著本草備要又醫方集解

、許洪著本草指南
、沈雲將食物本草會纂
屠本畯閩中海錯疏
劉恂嶺表録
、晋褚（褚）澄勞極論
陸佃埤雅
仇遠稗史
、張平叔悟真篇
葉桂字天士作臨證指南

逐年五運化氣司天手足陰陽十二經主應十二月候以時病者也

五運

甲己年土運　乙庚年金運　丙辛年水運　丁壬年木運

戊癸年火運

客六氣

子午年少陰君火司天　陽明燥金在泉

卯酉年陽明燥金司天　少陰君火在泉

丑未年太陰濕土司天　太陽寒水在泉

辰戌年太陽寒水司天　太陰濕土在泉

寅申年少陽相火司天　厥陰風木在泉

巳亥年厥陰風木司天　少陽相火在泉

主六氣

大寒起至驚蟄末日為初氣厥陰風木所主為生
春分起至立夏末日為二氣少陰君火所主為舒
小滿起至小暑末日為三氣少陽相火所主為長
大暑起至白露末日為四氣太陰濕土所主為化
秋分起至立冬末日為五氣陽明燥金所主為收
小雪起至小寒末日為六氣太陽寒水所主為藏

司天者主行天之令上之位也　在泉者主地之化行乎地中下之位也
歲運者主天地之間人物化生之氣中之位也
凡觀候五運每年大寒日候五色見于何方即知來年之證候前十三日為太過後十三日為不及如土運則現黃色水運應現黑色金運白色木運青色火運赤

色現別色與太過不及與方位不合而民則病即知來年何病
司天在泉運氣分爲上中下三氣各行化令
甲己之歲爲南政　乙庚丙辛丁壬戊癸之八歲爲北政
十二經主應十二月候
足太陽之經應仲春二月之氣也　手太陽之經應仲夏五月之氣也
足陽明之經應季春三月之氣也　手陽明之經應孟夏四月之氣也
足少陽之經應孟春正月之氣也　手少陽之經應季夏六月之氣也
足太陰之經應仲秋八月之氣也　手太陰之經應仲冬十一月之氣也
足少陰之經應孟秋七月之氣也　手少陰之經應季冬十二月之氣也
足厥陰之經應季秋九月之氣也　手厥陰之經應孟冬十月之氣也

乙

左　四十三歲　風邪暑濕鬱蒸　身熱五日　胸痞煩渴　其病正在發越时也

豆卷　藿香　赤苓　半夏　澤瀉

川朴　枳殼　六一散　橘仁　竹茹

加鮮荷葉引

右　廿九歲　多產陰虧之體　經漏成塊　腹脹胸痞脘空　兼苔白濕熱擾營　恐風生昏暈

歸身　香附　白芍　旋覆　丹皮

以下爲書後散頁

白薇　澤蘭　茯神　新絳　葱管

左　六十歲　積勞損濕肝脾之氣皆傷理之不易也

冬术　香附　半夏　茯苓

歸身　炙草　陳皮　木瓜

右　廿一歲　暑風挾濕鬱蒸形凜身熱欬嗆脘痞痛

邪初起先從散解

牛蒡　桑葉　半夏　赤苓　紫菀

杏仁　橘紅　藿香　荷葉

右卅歲 身熱有汗頭痛胸痞暑風挾濕混擾治以散解

桑葉 杏仁 赤苓 半夏 枇葉

牛蒡 枳殼 六一 橘紅 荷邊

右五十四歲 身熱淹纏半月欬嗆痰多脈候濕熱

不宣治以祛風

桑皮 甘艸 旋覆 川貝 薔薇露

地骨皮 玉竹 橘紅 茯苓

右十三歲 身熱嘔惡暑濕時邪初歀也

香薷 桑叶 杏仁 蔻仁 茯苓
豆卷 赤苓 六一散 橘红 半夏

左 廿六歲 瘄瘍和愈 腹滿脛浮 脈促 大溲赤
熱而未淨 內責肝脾也 宜宣運脹
香橼皮 茯苓 澤瀉 大腹皮 荷梗
香附 萆薢 豬苓 藿梗 橘白

左 暑風外侵 身熱頭脹 難得汗 熱退不淨
氣不淨 防有反覆

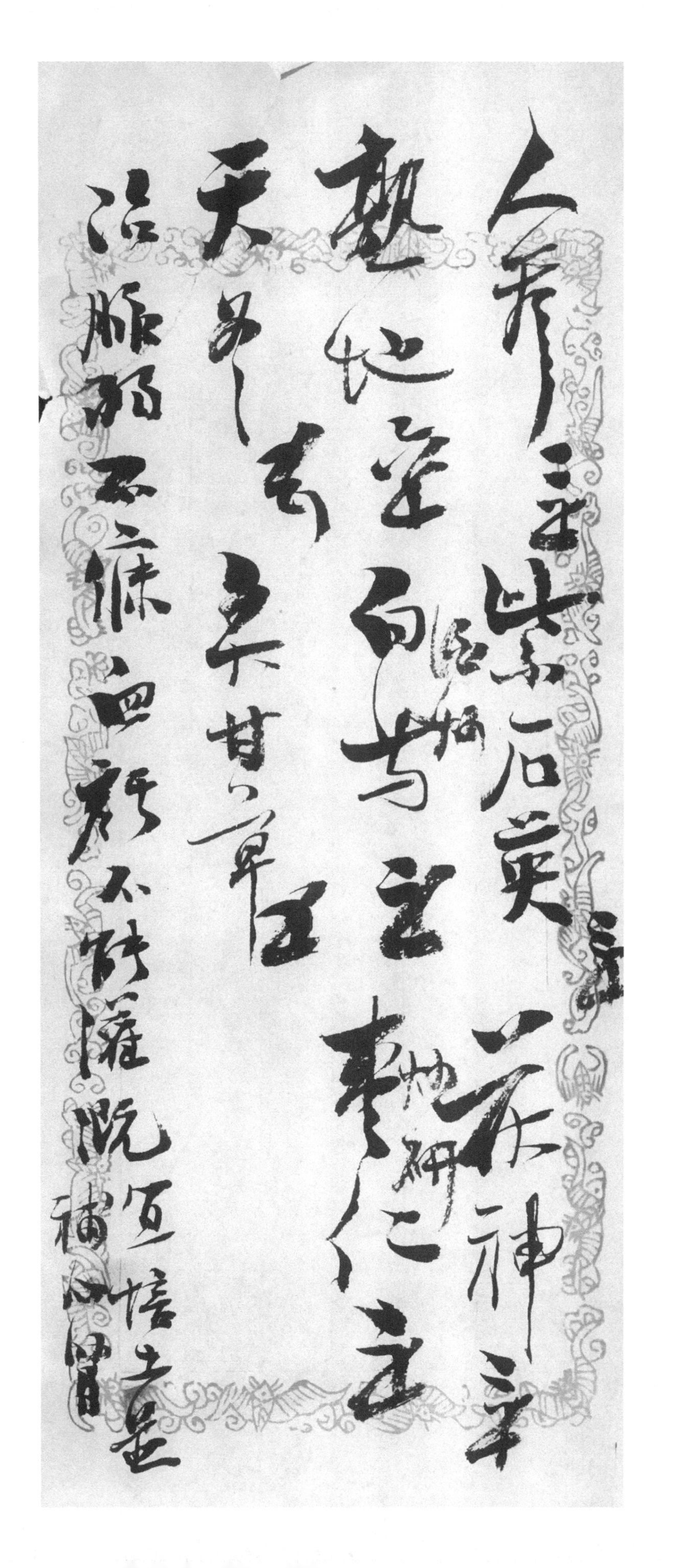

花韻樓女科醫案

花韻樓女科醫案

《花韻樓女科醫案》不分卷，張元瑞抄本，一册。清女醫顧德華著。顧德華，字鬘雲，吴縣（今蘇州）人。據學者考證，顧德華約生于一八一六年，卒年在同治七年（一八六八）以後[一]。係七子山顧氏後人，其祖顧兆熊、父顧開均、兄顧德昌、夫程羹梅皆善詩文，有醫名。顧德華亦善詩文，著有《花韻樓詩》。顧德華年十六患傷暑證，經名醫李照（青崖）治愈，後拜李青崖爲師，得其傳。顧德華擅内科雜病，尤擅婦科，除醫案外，另著有《調治傷寒論》（附《産寶百問》二卷），現存稿本，藏于蘇州市圖書館。《花韻樓女科醫案》爲顧德華臨證診療記録，共五卷，約完稿于一八五二至一八五三年間。編成後未刊，傳世抄本另有三種，分别藏于中國中醫科學院圖書館、上海中醫藥大學圖書館和蘇州市中醫醫院圖書館。《花韻樓女科醫案》的最早出版，是由張元瑞郵寄裘吉生，收録于《珍本醫書集成》中，于一九三六年刊印，題爲《花韻樓醫案》，但僅爲第一卷。今見是本，即張元瑞郵寄裘吉生本，爲張元瑞所寫。是本有一九二一年張元瑞序，無目録。張元瑞，字玉田，吴縣（今蘇州）人，生平不詳。除是本外，尚抄録、批校《徐渡漁先生醫案》《鮑竺笙方案》等。是書高二十八點八厘米，寬十七點五厘米，版框高十九點五厘米，寬十四厘米，四周雙邊，白口，單魚尾，每半葉十行，爲裘吉生藏抄本用紙。序及正文首葉鈐『中華書局圖書館藏書』印。文中有較多鉛筆勾畫痕迹，當是《珍本醫書集成》刊印時，指示排版所爲。

[一] 鍾薇、楊奕望，《清代女醫顧德華及其〈花韻樓醫案〉考》，《中醫藥文化》，二〇一八年第五期，第七五—七九頁。

因顧德華爲女醫，故是書所載醫案，均爲婦女、兒童及寺尼案，且不少是顧氏親朋，可考其診療對象與範圍。顧氏長于婦科，具體分析是書所載醫案，知其較重視女子以血爲本的特點，于雜症擅滋陰養血，于經血崩脱等症擅培補陽氣而生血，于情志所生疾病，則肝脾同治。肝藏血，脾統血，二臟調和，則血氣平復，疾病不起。同時，顧氏也積極取法諸家，尤其于温病理論多有承繼，如方中喜用鮮佛手、鮮竹葉、鮮稻葉等，即可見一斑。

中國歷史上，有不少醫術精湛的女醫，但流傳著作者較少，繼唐代胡愔《胡愔方》、明代談允賢《女醫雜言》外，顧德華《調治傷寒論》《花韻樓女科醫案》是較重要的著作。顧德華之醫學水平，張元瑞于序中言『方之現今女醫中實罕有與匹』，誠不爲過。所以，對顧德華生平、醫學水平及存世著作進行研究，都很有必要。是本爲最先出版的顧德華醫案著作，也是至今爲止唯一爲大衆熟悉的顧德華著作，在内容及文獻流傳史上均有參考意義。

（于業禮）

目録

花韻樓醫案

花韻樓女科醫案序

何謂乎醫案也斷病與處方而已蓋醫案汗牛充棟大都統治男婦雜症爲居多而專治婦科則甚少吾吳顧鬘雲女士婦科名醫也道咸間吳下士大夫皆爭延診而欽仰之曾著有花韻樓女科醫案一卷惜乎未刊行世知醫者偶一道及每有欲求不得之憾余向藏有顧女士醫案鈔本其論治透徹立方平善洵是經驗之作方之現今女醫中實罕有其匹余屢欲鐫刊以供海內諸君子之研究然深慚力棉未能如志公諸同好意識怏怏也爰是

醫商紹興醫藥學報社裘君吉生謀付剞劂以
廣流傳幸承允可自茲以往風行寰宇則願女
士濟世利人之婆心既可不致湮没裘君之贊揚功宏
亦並垂不朽云
民國紀元十年　辛酉季冬
吳縣張元瑞玉田氏序於吳趨青選書屋

花韻樓女科醫案

吳縣女士顧德華鬘雲著　　吳縣玉田張元瑞錄校

汪醫案

小產之後。血崩月餘。音低氣怯。寐少咽乾。面目浮腫。乾嗆陣作。良由血去過多。一派虛象蝟集矣。古人以血崩爲之崩中。中者。即是脾胃也。前方純用澁補固澁。久服不效。何以尚不悟其理。蓋肝主藏血。脾主攝血。脾失統血之司。血從內滲不已。由澁澁之。則凝滯絡中。所以時或淋漓若淨。忽又塊如掌大者絡繹而下。自覺心神無依。肢冷泄

汗。经云，阴阳互根，如环無端。阴从下渗，阳从上

冒其中樞纽，能無慮其不續耶？急進歸脾

法，以為砥柱中流之計。

大有党参 三钱　九製於术 一钱　新會皮 七分

丹皮炭 一钱　大有黄芪 二钱　大熟地炭 二钱

地榆炭 三钱　元眼肉 三钱　歸身 一钱

白芍 一钱　枣仁 三钱　用藕肉二两　湘蓮肉

先煎湯代水

汪又診

前進血脱益氣法，兼清營分虛火，崩決之津

2

頻止。胸脘仍覺舒和。略思納穀。可知從前謬執黄芪閉氣之誤。然肝腎空乏。八脈交虚。最慮腹膨漏帶。乾嗆寒熱。此四者崩後極易見之。不可不為預防。

人參鬚 錢半　大有芪 錢半　陳阿膠 一錢
地榆皮 三錢　西黨參 三錢　製於朮 錢半
炒丹皮 錢半　棗仁 三錢　白芍 錢半
雲苓 三錢　元眼肉 三錢　湘蓮肉 [illegible]

汪 又診

崩止三日。神脈皆振。頭暈轟熱。時仍有。必得營陰恢復。風陽游行之象。方可全熄耳。

人參 一錢 製冬朮 錢半 陳阿膠 一錢 牡蠣 五錢

棗仁 二錢 黃芪 一錢 西黨參 三錢 熟地炭 四錢

川貝 二錢 白芍 錢半 加鮮藕肉 一兩

汪又診

肝風漸定。諸症稍平。夜寐漸安。惟面色指爪

皖白不堪。胃氣雖醒。脾少健運。知飢不任油膩。

須得屏除煩勞。靜養百日。氣血充復可期也。

人參鬚 錢半 製於朮 錢半 甘枸子 三錢

炒棗仁 三錢 綿黃芪 三錢 炙甘草 四分

3

陳阿膠 一錢 炙陳皮 七分 元眼肉 三錢

大黑棗 二枚 加建蓮 三錢

汪 又診

日來精神大勝於前。唇漸轉紅。眠食頗佳。胃脘

血液日長矣。

党參 三錢 炒棗仁 一錢 炒米仁 三錢 九製於朮

一錢 黃芪 一錢 炒白芍 一錢 炙陳皮 五分

炙黑甘草 三分 陳阿膠 一錢 蛤粉炒

元眼肉 三錢 大黑棗 兩枚

張醫案

脾腎陽衰，早食暮吐，完穀不化，是無火也。並非火熱暴迫之完穀下趨耳。舌質淡而苔白，脉細帶弦。溫中以理氣分。

上肉桂　淡吳萸　白茯苓　老蘇梗

益智仁　煨肉果　炒白芍　新會皮

戈半夏

張　又診

水穀入胃，易生痰濕者，多由土衰（脾虛），（令且）肝木來侮。上則噯腐吐食，下則便泄腹脹。升降皆屬格礙，專理中宮之湯為的當也。

淡乾姜　益智仁　雲苓　新會皮
淡吳萸　甘草炭　炒白芍　姜半夏
乾玫瑰花

張　又診
溫煦脾胃。中焦氣機已得旋運。果然陰復遲而陽復速也。
製附子　煨肉果　炒白芍　苡仁
製厚朴　淡吳萸　橘白　建麯
雲苓

張　又診

反胃已止。當扶脾胃之氣。佐以養肝之血。

人參條　雲苓　新會皮　淨歸身

生冬朮　炙草炭　姜半夏　炒白芍

炒苡仁　香穀芽

停藥劑後以香砂六君丸三錢每朝炒黃米泡湯送下

謝　醫案

思慮傷脾。鬱怒傷肝。血崩之下。氣陰大營虛。徹夜不寐。神不自持。觸事驚疑。此乃怔忡疑慮之症。並非癲癇類也。脈症合參。脾藏氣血大傷。脾為營之源。雖云心主生血。然血不自生。須得脾氣運液。

中焦取汁，變化而成，心虚而不知補脾，絶其生血之源矣。且大便亦溏，胆怯異常，顯屬不足之症。切勿執定痰火有餘也。

大生地　炒白芍　炒棗仁　雲苓

製香附　黄鬱金　元眼肉　麥冬

蓮肉　川貝

謝　又診

脉象細而帶弦，微見虚數。血崩本屬氣虚下陷。血去陰液亦虧，心中悸惕，驚疑無主，尋源求本之計，宜補立中氣爲先。倘專清痰火，必

有延成痼疾者也

党參　製冬朮　大麥冬　歸身

黃芪　炙黑草　血餘炭　白芍

雲苓　棗仁　川貝母　加龍眼肉

大黑棗

謝　又診

日來脈象頗形起色，元氣漸振，故恐懼憂疑之象已可（情）鬱肝日暢，易（寡有）枝脘怒，識佳機也。心脾血液未充，尚須怡養為佳。

製洋參　雲茯神　五味子　川貝

6

製於术　左牡蠣　元眼肉　茯仁

棗仁　生甘草　加金橘餅　野薔薇露

臨卧服白金丸三分

謝又診

不寐陽升。脾氣下陷。孤陽遊行無定。腎志少液。

當引陽潛藏之法。

党參　大熟地　左牡蠣　白芍

黄芪　製附子　池菊瓣　棗仁

橘白　炙草　川石斛　元眼肉

加鷄子黄

謝 又診

大便溏实。腎藏液而脾藏氣運矣。神情惝復。惟或遇感觸心事。肝陽猶易擾，樣色絡。亦由心营血氣未能充足耳。

党參　元參心　遠志炭　炒棗仁

黄芪　川貝母　大熟地　柏子仁

山藥　炙甘草　龍眼肉

謝 又診

行動步履有力。眠食亦均匀適中。中氣雖已復。血虚少於营養。血不養肝。肝經鬱火欲達未達。現值暑令。當於補劑之中。參入清暢之品。秋涼肅降時。可冀無恙。仿

許學士法加減

大生地　党參　赤芍　川貝　烏犀尖

西洋參　玳瑁　山藥　麥冬　橘白

加味四物雞子黃　白荷花露

張　醫案

新產兩朝，瘀不下行，蒸熱神蒙，肢麻汗多，脈氣

吉紅。酷暑外迫，濆氣鬱冒，血隨氣逆，時有昏暈，變

險可危，急扶產母端坐椅中，敞軒窗以湘簾護

風，切勿聽信媼輩執膠迷吃熱若草湯也，急喘急喘

細生地　黃鬱金　懷牛膝　歸身

缺損字爲「瑁」

川貝母　白蒺藜　西琥珀　赤芍

丹皮　白薇　鮮藕肉　童便

張　又診

熱退神清，氣火平降，痱亦下行，兩臂尚麻，少腹

痠楚，仍從養血通痱，即是治風先治血之意也。

細生地　淨歸身　茺蔚子　赤芍

炒山藥　白蒺藜　懷牛膝　丹皮

白薇　查炭　琥珀

湯　醫案

鬱火挾冒，衝心為厥，厥後心悸不寐，驚疑恐懼，刼

8

肺而為痰血。不時形凜轟熱。經行如崩。月行二次。感暑而寒衣。稀粥不敢下咽。以脉症參之。非真寒。實由疑慮過深所致也。金先生指為勞損不起之症。竊恐未確。當放胆喫飯。不必避風。以怡暢襟懷。佐以藥力。可許向痊者。

烏犀尖　小川連　雲苓　麥冬　大生地
廣鬱金　白芍　橘白　棗仁　川貝
加建蓮子

湯又診

病人深信所囑。肝胆舒暢。寒熱未作。人咸異之。

即俗名疑心病也。信能堅決。何疑之有。所謂智慧
劍斬煩惱魔。須藥餌外求之者。仍須清暢鬱火
補養心脾。方無反復。

细生地　烏犀尖　小川連　麥冬
生於术　羚羊角　川貝母　棗仁
米仁　紅棗

湯　又診

穀食如常。神情安適。心悸咳血皆止。鼻流腥水如
注。此乃鬱火淫心包而暢於肺經也。養陰佐以清
和肺肝。

製首烏　元參心　川貝母　白芍
羚羊角　蔓荊子　淮山藥　生甘草
薄荷葉

湯又診
鼻衄雖止。其鬱火未淨。心肝氣血未復。諸恙和平。癸水當易騐前。仍從前法減輕為治。
細生地　羚羊角　川楝子　左牡蠣
生白朮　川貝母　元參心　大麥冬
雲茯苓　小紅棗

張醫案

冬溫作燥。月事適行。溫氣先虛。邪從內傳。一候之前。失於開泄肺經。今病交十三日。曾服小柴胡湯微微得汗。其邪充斥肺胃兼入營分矣。晝夜煩躁。神魂飛越。脈濇弦數。舌絳苔厚。痰滯並阻。大便溏泄。深恐痙厥必多風波安險。

淡豆豉　牛蒡子　丹皮　川貝母

細生地　淡黃芩　杏炭　廣鬱金

苦桔梗　秦艽　赤苓

張　辰刻又診

10

病交兩候。癸水淋漓未淨。色帶紫黑。营熱熾甚。通宵不寐。寅卯時肝風內動。指痙掣厥。目竄。痰湧。遍體汗泄而定。頃診右脈洪數。舌苔根厚。色轉灰黃。大便連泄。自覺火熱下注。溫邪熱陷。昏閉可慮。但营分滲泄於下。肺邪壅遏於上。斷不能執熱入血室之古法也。

細生地　淡黄芩　丹皮　薄荷

小川連　廣鬱金　赤芍　生甘草

天花粉　生麥芽　白茅根

張　酉刻又診

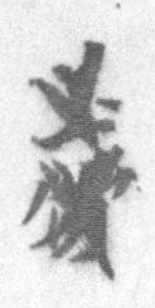

温邪自口鼻吸入，肺先受之，逆傳心包，入暮病劇，脉較晨間數甚，再與清解，勿致昏閉為妙。

鮮生地 玉捧心 丹皮 川貝

淡黃芩 元參心 麥冬 桔梗

天花粉 生甘草

張 又診

昨宵煩躁陣作，風痙畧緩，子後稍稍得寐，醒痰火上升，欲厥未厥，便泄溲短，陰傷熱戀，熱化庶無變幻。

烏犀角 天竺黃 元參 赤芍

細生地　竹捲心　麥冬　蔻粉

知母　淡芩

張　又診

溫邪自肺傳入手厥陰經。煩躁讝語。痰潮昏憒。疊進清滋化熱。內保心陰。雖能不致內閉。其邪欲達未達。色絡清虛之所。邪火爍津凝痰。蒙閉。非芳香宣竅莫解。

陳金汁　二兩　化服至寶丹　四分

張　又診

昨診脈後。狂躁厥逆。即以至寶丹服下。神志漸定。吐咳濃痰頗暢，黎明時得寐，寐醒尚覺氣逆。便泄已止。口苦咽關痛點，密佈冬濕化毒，乃外泄之機。

烏犀尖　鮮霍斛　苦桔梗　甘中黃

鮮生地　元參心　天竺黃　土貝

黃芩　赤芍

加陳金汁　野薔薇露

張　西嶠又診

胸膈肌膚熱勢大減。額上解而不了了。脈息左合靜意。右寸關尚見滑數。舌絳苔少。痛點起腐痛甚。心中煩擾。月水將淨。清化上焦痰熱爲主。

羚羊角　淡芩　海浮石　土貝

鮮霍斛　元參　白杏仁　甘中黃

天花粉　廣鬱金　枇杷葉　鮮蘆根

張　又診

冬温失治於前。痛涉三候。温邪化燥。幾至內陷。幸得邪從痦化。熱退轉机。經水作止。營陰虧乏。肺胃餘熱尚熾。須防液涸。

烏犀尖　鮮霍斛　元參　知母

鮮生地　淡黃芩　麥冬　土貝

飛青黛　甘中黄　陳金汁　銀花露

張　又診

舌苔焦黄已化，脈數頗緩，汗多如注，痞勢蔓延亦定，白腐漸退，音悶渴飲，痰多黄厚，口中膩涎若濃，外邪將淨，脾虚血熱，濕火内生，以玉女煎合甘露飲加減。

大生地　生洋參　知母　川貝

生石羔　生於朮　川連　甘中黄

鮮霍斛　鮮竹茹　白粳米　鮮蘆根

張　又診

汗尚多。熱退極淨。大便三日未行。邪滯已得歸併胃腑。可免傳變之慮。口膩渴飲稍減。小便暢利。陽明餘燼未熄。仍恐復燃。

生洋參　細生地　甘中黃　鮮竹茹

鮮霍斛　生石羔　川貝母　生梔皮

肥知母　全瓜蔞　鮮蘆根　枇杷葉露

張　又診

疳痛大緩。穀食可進。寐醒之後。溲急欲遺。數而且多。是餘熱宿垢蘊結陽明。迫其膀胱津液下行也。汗泄又多。胃津更傷。大腸愈燥。燥火更易傷陰，納穀未多，能勿慮其液涸乎？

論有可下不可下，并急下存陰等法，兩者俱是回生要訣，但須用之的當。今見口渴引飲，舌苔老黃乾裂，根尤厚濁，脈象數實，腹微痛，如斯確據，識乃急下存陰時候矣。每見邪未歸府，誤下致逆，不可勝數。

生西參　元明粉　全瓜蔞　生白芍

鮮霍斛　火麻仁　萊菔子　生甘草

大麥冬　白粳米

張　又診

14

矢氣頻轉。兩便未行。舌苔化動。納穀較多。仍守昨法。

西洋參　鮮首烏　火麻仁　生甘草

鮮霍斛　元明粉　生白芍　白粳米

大麥冬　甜梨汁

張　又診

昨晚大便後。夜臥極安。胃思納穀。神脈安靜。小便合度。腸胃宿垢已徹。餘邪下注肛側。結有小瘰。且痙厥時擦傷皮膚。滋水頻滋。猶恐延成瘍。兩相蔓延。頗形痛楚。雖屬微末。痛則阻倘眠食亦屬節外生枝之累也。

西洋參　鮮首烏　生白芍　川柏

鮮霍斛　火麻仁　生甘草　肥知母

橘白

加大黑豆五錢　穞豆五錢

張　又診

大便續通。自覺脘腹舒暢，安寐安穀。臟腑邪化淨。瘡痛亦緩。偶觸惱怒，心悸耳鳴，胃泛初長。不勝木火之熇爍也。與溫邪病後調養失慎三復可慮。重言以申明之。

西洋參　鮮霍斛　生白芍　甘草生

細生地　淡天冬　天花粉　甜梨汁

濂珠粉　燕窩屑

張　又診

神怡。氣陰漸復。飲食寒暖。慎調是嚮。

人參鬚　川石斛　山藥　茯苓

細生地　鮮竹茹　白芍　橘白

生穀芽　小紅棗

家母痢症

操勞之體。真陰不足。夏令心陽少暢。交秋肺氣

鬱而不宣。肝木挾暑濕先從上擾。巔痛咳嗽。悉

糟欸蕤而未甚。適觸穢氣。濁邪壅遏。反從下

走。先瀉轉痢。赤白雜下。表有微熱。正虛邪感。

勢正方張。擬表裏合解。邪宜速達。則免傷正。

廣藿梗　赤苓　青皮　枳實

秦艽　赤芍　查炭　建麯

白蔻仁　鮮佛手

家母又診

表熱得汗而解。痛勢裡急後重。痢次晝夜數

十遍。赤白紫滯。納穀免強。口苦舌糙。乃血鬱熱

16

結也。每於痢下甚時。積多糞少。後重極甚。細叅病機。寐中畧有咳嗽。醒時痛緩。積少糞多（作醒痛緩之時）。下極暢。似乎寐則氣火下行。陰液得養。肺氣開而腸胃積滯能下。當顧腎陰而化裏邪。逆流挽舟法斷不能用。謹以辨症之法。質諸高明教正焉。

廣藿梗　桔梗　青皮　查炭
丹皮　枳實　建麯　白芍
赤苓　益元散

家母　又診

氣分濕滯已減。但痛勢盛於下午。邪伏血分何疑痢色紫滯夹白。氣陰兼理。

西党參 五錢 建曲一錢五分同炒 白蒺藜 二錢

青皮 五分 烏葯 一錢 阿膠 二錢

薺菜花 二錢 丹皮 一錢 銀花炭 二錢

側柏炭 一錢 山查炭 三錢

加香連丸 一錢

益母 又診

舌苔漸化。納穀較增。痢暢而稀。其痛勢雖在

胃脘。觀食下時並不作痛。關脈弦數。偏细

分之邪蘊越。肝木並逆也。

党参 三钱 建曲一钱五分同炒 丹皮炭 钱半

枳壳 三分 银花炭 三钱 阿胶 三钱

青皮 五分 白蒺藜 三钱 侧柏炭 一钱

乌药 一钱 益元散 三钱

家母 又诊

血分之暑邪与郁邪俱伏。痛止痢亦将止。脾气肾气虚，机关略损。便时指尖微冷。艰步耳鸣。守脏真为主，和肠胃为佐。

老山人参 三钱 炮姜炭 二分 五味子 五分

枣仁 三钱 熟地炭 三钱 煨木香 三分

白芍 錢半 雲苓 三錢 陳皮 三分
小紅棗 三枚

家母 又診
胃氣頗醒，知味加穀，食後氣僨下墜，欲便，小溲尚少，然痢必傷腎，不宜滲利，蓋膀胱為津液之府，與腎為表裡者也。
人參 三錢 於朮 錢半 製首烏 四錢 炒棗仁 二錢
黨參 三錢 生芪 錢半 阿膠 錢 炒白芍 錢半
陽春砂仁 五分 炒苡仁 三錢 炙甘草 三分

大伯母 痹痛

18

肝火濕熱下注陽明之絡。外束風寒。兩腿痛甚。艱於步履。脉細舌白。姑先疏解外風。但症係内傷虛痹。最屬淹纏者也。

桂枝 四分 赤芍 一錢 白蒺藜 三錢

赤苓 三錢 秦艽 一錢 苡仁 三錢

嫩桑枝 歸鬚 一錢 防己 二錢

萆薢 三錢

大伯母 又診

環跳痛緩。移於內臁。左脉轉數。外風已漸化火。蓋陽明主一身之絡。氣血虧。不能灌溉絡脉鬱火濕熱。乘隙内踞。而為痺痛。去秋曾患流注。病雖異而其源則一也。拟補血湯兼理濕熱。

黄芪 一两　川柏 五分　秦艽 一钱

防己 二钱　白蒺藜 二钱　鬱金 五分

苡仁 二钱　天麻 五分　萆薢 二钱

歸身 二钱　滑石 二钱　桑枝 一两酒炒

大伯母又診

脉風濕熱。逗留經絡。痺痛夜甚。脉軟帶弦。舌紅苔黄。此内因之病。不宜峻劑攻風。恐痰再傷

19

血液須防血枯筋攣而肢痿或乘中土而變腹脹

當養肝陰佐以化瘀定痛

細生地 四錢　生冬朮 錢半　防己 二錢

歸身 二錢　小胡麻 二錢　淡乾姜 三分

木瓜 一錢　杞子 二錢　金毛脊 二錢

苡仁 三錢

加乳香 三分　沒藥 三分 後下

大伯母 又診

昨宵痛緩得寐脉數和而舌苔稍化痛由

氣血兩虧用藥慎其偏勝為要擬姜蔻加味

薑蘿 一兩　生冬朮 半　木瓜 錢
金毛脊 半　細生地 半　細木通 三分
乾薑 三分　歸身 半　炒米仁 二半
雲苓 二半　杞子 二半　生甘草 三分

大伯母　又診

意傷憂愁，則肢廢。蓋脾主四肢，心陽不暢，肝失生發之機，水穀入胃，易生痰濕，少於生血，血不養筋。右腿拘攣，不能伸屈，且持齋百日，陽明血液之虧，不待言矣。所慮延為痼疾，然治法不外乎養肝培脾，和胃而化濕熱耳。

羚羊角一钱　肥玉竹三钱　杞子三钱酒炒
钩勾三钱　白蒺藜三钱　汉防己二钱
木瓜一钱酒炒　金毛脊三钱　川石斛三钱
苡仁三钱　阿胶一钱　归身三钱
桑枝一两

大伯母　又诊

血枯经络少舒。内风痰多并阻。仍守昨法。
羚羊角三钱　防己一钱　苡仁三钱
小胡麻三钱　秦艽七分　钩勾[illegible]
青蔗汁一杯　肥玉竹三钱　木瓜五分

歸身 二钱 白芥子 三分

加白麻骨 三钱 桑枝 三钱 煎湯代水

大伯母 又診

昨今兩日。痛勢大緩。環跳經絡。俱未抽掣。惟足刺痛（痛牵）式微。鬱火濕熱全化矣。

羚羊角 白芍 二钱 松子仁 二钱

鈎勾 二钱 淡蓯蓉 二钱 歸身 二钱

木爪 五分 桑枝 二钱 棗仁 二钱

青蔗汁 一杯

大伯母 又診

肝火已化。和補陽氣明血爲主。

人參鬚 一錢 細生地 三錢 肥玉竹 三錢

歸身 錢半 生冬朮 錢半 懷牛膝 錢半

雲苓 三錢 白芍 錢半 杞子 三錢

鈎勾

大伯母 又診

陽明氣血日旺。漸能行動。惟步履力不足耳。

人參鬚 一錢 細生地 四錢 肥玉竹 三錢

歸身 錢半 生冬朮 錢半 杜仲 三錢

米仁 三錢 雲苓 三錢 杞子 三錢

二十二

白芍 錢半

尹 醫案

瘧阻胃陽噫心。暑邪乘虛內陷。大瘧發經四次。神疲納少。脈弦濡。舌白膩。邪在太陰。達之非易。擬東垣法為主。

人參鬚 錢 升麻 二分 陳皮 七分 大防風 錢

柴胡 二分 蒼朮 錢半 茯苓 二錢

鮮藿香 錢半 薑半夏 錢半 鮮佛手 錢半

尹 又診

瘧早且輕。邪解速達。正氣亦可速復矣。

22

參鬚 一錢　川朴 五分　白芍 一錢

防風 八分　冬朮 一錢　升麻 二分

歸身 一錢　霍斛 一錢　建麯 三錢

某氏 醫案

欬嗆淡紅血痰。證起三載。肺臟看傾（脾津氣兩竭。）不治症也。抄

金匱培土生金法。以為帶病延年之計。

人參 七分　川貝母 一錢　肥玉竹 三錢

雲苓 三錢　麥冬 一錢　扁豆衣 三錢

懷山藥 三錢　生甘草 三分　阿膠 一錢

白粳米 四錢　白花百合 一兩

李醫案

暑風濕熱。交秋肅降。壅遏二腸。發為赤白二痢。起經四月。先有寒熱。脘腹大痛。汗泄如注。見穀漾漾欲嘔。邪勢壅遏三焦。高年深恐不能支持。經云。病有急當救裏救表者。今裡重表輕。當從踈為急。每見裡滯充斥者。誤用敗毒散。多變噤口。

川朴 五分　枳實 七分　丹皮 錢

赤芍 錢　川連 四分　藿梗 錢

青蒿 錢　青皮 錢　秦艽 錢

23

紅柚 錢半　查炭末 七分

李 又診

痛減痢稀。伏邪尚盛。肝木乘胃虚上逆。為噯心悸惕。表熱退淨。畧可安穀。病雖轉機。尚非坦途也。

人參鬚 五分　川朴 七分　藿梗 錢

赤芍 錢　淡吴萸 二分　川連 五分

查炭末 錢　青皮 一錢　神曲 二錢

砂仁末 五分　鮮佛手 錢

李 又診

表熱已淨。痛減過半。痢稀挾糞。惡心止

而穀食加。洵称佳兆。但痢傷脾陰。脾為胃關

舌心尖紅。高年患痢。液涸生糜之風險。務宜預

防。

人參 七分 藿梗 錢 烏梅炭 四分

炒米仁 三錢 川連 三分 青皮 五分

焦白芍 錢 炒查炭 三錢 阿膠 錢

藕菜花 二錢 生甘草 三分

李 又診

病交一候。痢已全止。高年氣陰兩虧之體。邪達

24

遲速。誠大幸也。納穀未旺。神脉尚弱。擬益氣生津以恢復之。

人參鬚 錢半 製首烏 四錢 焦六麯 三錢

歸身 錢半 綿黃芪 錢半 五味子 五分

炒苡仁 三錢 白芍 錢半 阿膠 錢半

薔薇花 三錢 棗仁 三錢

華 醫案

大瘧已近半載。納少腹膨。質小任重。理之非易。

連葉蘇梗 錢半 秦艽 錢 桔梗 五分

赤芍 錢 防風 錢半 青蒿 錢

二十五

建曲 錢 益元散 錢 牛蒡 錢

華 又診

寒熱漸減輕。病机向佳。腹形膨大已久。脾陽衰蔽也。蓋無中有氣不運而患痞痢者。誰謂小兒無補法哉。況幼稚血氣未充。病久轉運。扶本祛邪。一定之理。

人參鬚 七分 元武版 錢 桔梗 七分

歸身 製首烏 一兩 炙鱉甲 錢

青蒿 錢 赤苓

加左金丸 錢

25

又診 華

寒勢大減。熱亦漸緩。脾胃素弱。仍須扶本驅邪。以防腹滿浮腫。

人參鬚 一錢　元武版 四錢　秦艽 一錢

歸身 二錢　製首烏 四錢　炙鱉甲 四錢

蒼朮 二錢　赤芍 一錢　老蘇梗 一錢

大腹皮 二錢　建曲 三錢　麥芽 三錢

加益元散 三錢

華 又診

瘧漸早。邪從陰分轉入陽分。守法治之。

人參鬚 一錢 炒白朮 一錢 姜半夏 錢半

防風 五分 綿黃芪 錢半 炙鱉甲 三錢

小青皮 五分 建曲 錢半 歸身 錢半

煨姜 五分 紅棗 二枚

華 又診

腹膨日鬆。神情健旺。汗泄雖暢而覺冷。此即是氣虛也。

人參 七分 桂枝 五分 炙鱉甲 一錢

雲苓 三錢 製首烏 四錢 乾姜 三分

蘇梗 一錢 炙甘草 三分 歸身 錢半

紅棗 三枚

華 又診

大癥兩期未至。脾陽振而伏邪俱化矣。

人參鬚 七分　製首烏 八分　乾姜 三分

白芍 錢半　炒冬朮 錢半　炙鱉甲 八分

米仁 三錢　雲苓 三錢　歸身 錢半

麥芽 錢半　紅棗 三枚

華 又診

癥止匝月。脾胃元氣已復。腹膨全可。神采日旺。前定扶正托邪之法。原屬正治。小兒穀

氣不足，脾土最易虧損，擬資先天調攝

人參鬚　一錢　製首烏　三錢　川斛　二錢

白芍　一錢　炒冬朮　一錢　苡仁　二錢

雲苓　二錢　麥芽　二錢　歸身　一錢

南棗　三枚

王

肝風經絡外達，腿足即麻，舒展初診面許必愈，豈謬談哉。此乃血熱生風，襲於陽明大絡，狀如類中，實非中也。誤投桂枝辛温，故以犀角湯救其逆，竟得應手焉。現在步履

27

如病入夜足力稍軟，四液未充，風陽上旋作眩，擬

養肝陰和陽明調攝為主。

綿芪 錢半 川斷 三錢 米仁 三錢

雲苓 三錢 生於术 錢半 阿膠 二錢

木瓜 一錢 橘絡 錢半 製首烏 三錢

歸身 三錢 小紅棗 三枚 青蔗漿 一杯

尤

脈虛合參，始由氣不攝血，血崩漏傷，自患大

瘧而產，產後旋即腹脹如臌，服過廿餘方，

戒鹽年載，病延磨久，而腹大依然，半月或旬

日一發，肝脾傷而陽氣式微也。脈細如絲，當時從瘧治之，倣仲景法。

人參鬚 七分　製附子 三分　炒米仁 三錢

雲苓 三錢　生芪皮 一錢　製首烏 四錢

炒棗仁 三錢　元眼肉 一錢　桑白皮 一錢

大腹皮 一錢　蘇梗汁 五分　竹葉 三錢

丸接服方

人參鬚 五分　左牡蠣 一兩　茯苓皮 三錢

白芍 一錢　製首烏 四錢　炒苡仁 三錢

大腹皮 一錢　元眼肉 一錢　棗仁 三錢

蘇梗汁 三分　淡竹葉 三錢

尤　又診

陽回脉起。舌絳漸平。腫脹亦減。諸恙皆輕。自覺神情頗振。此亦氣旺之明徵。擬宗血脱益氣法。冀其便血勿崩。痛之扼要也。

製附子 三分　左牡蠣 七錢　帶皮苓 三錢
炒建曲 三錢　製首烏 四錢　車前子 三錢
焦米仁 三錢　大腹皮 三錢　蘇梗 三分
乾竹叶 三錢　紅棗 三錢
加赤小豆 三錢　煎湯代水

尤 又診

腹形癟。小便血稍見。心悸不寐。皆減。時值夏至大節。營衛兩虛之體。船路尤易觸動風熱。還宜謹慎。

人參 五分 川連 三分 丹皮炭 錢

製首烏 四錢 黄芪 錢 棗仁 三錢

地榆炭 三錢 生冬术 錢 黨參 二錢

小紅棗 三枚

尤 又診

交節前後。便血未行。神脉皆復

29

人參一錢　製附子三分　春砂仁五分
雲苓三錢　綿芪二錢　地榆炭三錢
炒棗仁三錢　苡仁三錢　左牡蠣八錢
小紅棗三枚　元眼肉

尤　又診

便血匝月未發。中氣有權攝血矣。血得歸於營。則遏遽不致上越。所以自覺精神行動頗屬安適也。

台人參二錢　製附子三分　炒棗仁三錢
左牡蠣八錢　黃芪三錢陳皮五分泡湯炙

煨木香 三分 炒木瓜 一钱 炒丹皮 一钱

炒冬术 一钱 春砂仁 五分 大黑枣 二枚

尤

臨經腹痛，向日前腹痛不已，入夜交寅卯時更覺

痛極難堪。肝鬱血分也，擬疏其痰氣，養其

營血，可許得痊。

旋覆花 一钱 黄鬱金 三分 甘枸子 一钱

白芍 一钱 老蘇梗 一钱 瓦楞子 三钱

杜仲 三钱 青皮 五分 歸身 三钱

棗仁 三钱

30

尤　又診

疊進養血化痰法。是月月事如期。病勢大減。眠食並適。仍守前意。

旋覆花　一錢　老蘇梗　一錢　小茴香　三分

川斷　一錢　白蒺藜　一錢　廣鬱金　五分

炒丹皮　錢半　真橘絡　錢半　歸身　一錢

小青皮　一錢

尤　又診　補

澄水剛淨。養心脾佐調奇脈。

炒枯熟地　三錢　黃鬱金　三分　川貝母　二錢

歸身一錢　紫石英三錢　懷牛膝一錢
老蘇梗一錢　白芍一錢　炒棗仁三錢
橘白五分
尤　又診
日來脈情和緩，營衛氣血流通，擬培養奇經
八脈，佐理肝脾。
熟地炭三錢，砂仁末拌　川杜仲三錢　川貝母二錢
雲苓三錢　白蒺藜一錢　淨歸身一錢
炒棗仁三錢　青皮七分　苡仁三錢
炙橘白一錢

尤 又診

氣為血帥。氣順則營血循序。疊進和脾肝運脾。諸恙皆安。仍守前法。冀其臨經痛止為妙。

尤 又診

痛經止後。懷麟三月矣。微見嘔痰，納少難屬惡阻餘波。即是肝胃不和也。

製首烏　川斷　冬术　白芍
厚杜仲　山藥　黃芩　生甘草
川貝母　砂仁　棗仁　橘白
加川石斛　煎湯泛丸

方

亂痞結癥。大小不一。起經四載。屢發疲痕。痛楚則更堅大。胸腸梗痛如束。脈弦舌紅。一派肝鬱結於陽明部分也。有關格之根柢。怡養為佳。

製首烏 三錢　烏藥 一錢　青皮 三分

歸身 錢半　川貝母 二錢　廣鬱金 三分

橘絡 錢半　白芍 錢半　瓜蔞皮 二錢

杞子 二錢　左金丸 五分

方　又診

32

乳癧痛緩脹鬆。胸脘亦舒。和脉症合參。究係營虛肝鬱也。

製首烏 三錢　川貝母 二錢　棗仁 三錢

歸身 錢半　元參 錢半　枸杞 二錢

柿霜 二錢　東白芍 錢半 生炒各半

廣鬱金 四分

蔡

歷節風痛已緩。四肢常是麻木。肉風未伏也。

生芪皮 二錢　明天麻 八分　姜半夏 錢半

歸身 二錢　白蒺藜 二錢　廣鬱金 五分

三十三

鉤勾 錢半 生甘草 五分 秦艽 三錢

桑枝 尺 蔗漿 一杯

案

暑風暑熱。蘊伏於經。病交四日。昨午壯熱無汗。煩躁昏譫。熱逼肝膽。氣火直沖犯胃。嘔吐痰涎。頻頻噯氣。夜半得汗極暢。表熱已退。脈尚濡數。舌紅苔黃。伏邪未必即從轉瘧。可慮。

金石斛 三錢 枳殼 錢半 赤芍 錢半

鮮佛手 錢半 炙鱉甲 三錢 青蒿 錢半

33

鮮竹茹 錢 老枇杷葉 錢

加白荷花露 一兩

羹 又診

暑風鬱伏肺衛。暑熱濕蒸營分。争而爲間度日瘧。寒輕熱重。曾發兩度。邪猶蘊蓄。治宜先解衛風。繼清營熱。非比秋邪入少陽。而用小柴胡和解者也。

帶葉蘇梗 錢 苦桔梗 錢 鬱金 五分

歸身 錢 牛蒡子 錢 青蒿 錢

黑梔 錢 赤芍 錢 鱉甲 錢

二十四

秦艽 錢 丹皮 錢 鮮佛手 錢

又診

暑癧今交三度。寒勢減輕。汗易泄而熱退

頗早。營陰素虛之質。伏熱猶深。非坦途也。

牛蒡子 錢 廣鬱金 五分 丹皮 錢

赤芍 錢 香青蒿 半 炙鱉甲 半

黑梔 錢 鮮佛手 錢 秦艽 錢

益元散 三錢

又診

辰刻指尖微清。即時壯熱。渴飲如長鯨吸川。

神煩譫語。酉刻得汗。汗多如注。小溲頻數。此乃瘴瘧明徵。經云。陰氣孤絕。陽氣獨發。但熱不寒。是為瘴瘧。細參其文。既云不寒。即是陽明潮熱矣。此不寒。但身不覺寒。其指出微清。背覺微寒。皆作但熱不寒例看。故云飲以桂枝白虎湯。二進必愈。内經金匱文辭深奧。非精思參悟。則臨症不明其妙也。同議方。亟冀應手。

鮮生地 半兩 肥知母 錢 桑叶 錢

小青皮 五分 生石膏 一兩 川貝母 三錢

丹皮 錢半 生甘草 五分 生鱉甲 三錢

白粳米 三錢

羹 又診

連進白虎湯。應來熱短且緩。口渴譫語並少。

再守前意。滋其津氣。減其熱以化餘邪。

鮮霍斛 一兩 肥知母 錢半 淡芩 一錢

大竹葉 一錢 青蒿 錢半 川貝母 錢半

丹皮 錢半 鮮蘆根 一兩 秦艽 一錢

益元散 一錢

羹 又診

三十五

瘧將止。養陰清理為主。

生洋參 錢半 金石斛 肥知母 錢半

鮮竹茹 細生地 四錢 羚羊角 錢半 天花粉 三錢

竹捲心 三錢 鱉甲 四錢 川貝母 三錢

青蒿 錢半 白茅根 一兩

又診

瘧止熱化。胃中痰氣未清。治以疏通腑濁。

佐理脾元。

生洋參 錢半 生冬术 錢半 枳殼 一錢

川貝 錢半 生鱉甲 四錢 製半夏 錢半

瓜蔞 三钱　建䌷 三钱　金石斛 三钱
廣鬱金 三钱　佛手露 一两

又方

细生地 四钱　生冬术 三钱　川斛 三钱
建䌷 三钱　生洋参 一钱　人参鬚 一钱 同蒸
金石斛 三钱　橘白 一钱　蘿梗 三钱
鮮竹茹 三钱　鮮蓮子 三钱

俞

經居三月之餘。驟然腹痛。腰墜又延。曾經小產。肝手厥陰經絡受傷。脈胎已脫根。氣陷下陷。深恐血崩之慮。仿東垣法。

人參 一錢　柴胡 二分　新會皮 五分

雲苓 一錢　黃芪 一錢　棗仁 一錢

春砂仁 五分　炙草 三分　冬术 五分

俞　又診

昨進補中益氣湯。瘕墜之勢雖緩。而痳下如崩。股冷蘇瘥。幸元氣尚屬扶住。未知厥脫。然胎尚未下。須防氣隨血脫。濁痳下注。

人參鬚 七分　老蘇梗 五分　炮姜炭 四分

陳皮 五分　炒冬术 五分　春砂仁 三分

棗仁 三錢 茯苓 三錢 歸身 錢半

胎產金丹 半粒

俞 又診

血崩止之後，自覺胎之躍躍如常而動，肝升煩熱，寅卯更衣，感冒寒邪，形冷發搐，鬱內擾，悲泣中來，驟然哭泣，面色泛晄，神志糢糊，脈細無神，此屬血去胎傷，又失於調養，胎殞腹中，濁伺上蒙，至危至險候也。

人參鬚 一錢 大腹皮 錢半 陳皮 七分

老蘇梗 一錢 炮薑炭 一錢 江枳殼 一錢

39

砂仁 八分　赤苓 三钱　廣鬱金 八分

胎産金丹 半粒

俞 又诊

藥後得寐。神志漸清。面皖略轉。少腹急脹楚墜極甚。如欲大便而便閉。蓋小産能殞重於大産。或有氣衰血熱。或因内外感觸。損其根柢。漏紅之後。本當調養氣血。聽其自然。但血去已多。胎涸難於下行。不得已用平胃法。宜佐保本為要。

人參鬚 七分　元武版 半　大腹絨 三

炙陳皮 一錢 炮薑炭 一錢 元明粉 七分
江枳殼 錢半 焦白芍 錢半 老蘇梗 錢半
歸身 錢半

俞 又診

昨投平胃散加元明以下瘀濁。佛手散溫通氣血。刻伺腹中痠墜異常。穢水下行極多。即覺舒和。因知人立方之神妙也。但瘀濁尚有未淨。胞衣或有留頓。亦宜留意。虛（上實）陽慎調至囑。

熟地炭 四錢 炮薑 五分 陳皮 七分

歸身 錢半 炒於朮 錢 丹皮 三錢

雲苓 錢 白芍 錢 炒棗仁 三錢

青皮 五分 穀芽 三錢 益母草 煎湯代水

俞 又診

痳露下而黑色。停痳留頓未化。胃納漸安。痳亦穩貼。神脉皆涉和平。但恐有胎元未化。仍宜留意也。

熟地炭 四錢 川石斛 三錢 煨棗仁 三錢

川貝母 錢 生冬朮 錢半 白蒺藜 三錢

淨歸身 錢半 粉丹皮 錢半 西琥珀 五分

柢

陳皮 一錢　雲苓 三錢　桃仁 七粒

俞 又診

益陰通瘀之下。夜寐漸安。脈息稍靜。正氣漸醒。今晨瘀中雖下茄蒂之象。此即胞胎之根抵。前日或指僞胎崩漏。豈可剖析分明而無惑惑矣。仍守昨法。

熟地炭 四錢　懷牛膝 二錢　川貝 一錢

炒冬术 二錢　紫石英 三錢　棗仁 三錢

白芍 二錢　旋覆花 三錢　西琥珀 五分

益母膏 三錢

析

俞　又診

小產後，肝腎陰虛，虛陽易升，並逆胃爲汗泄氣急，脉見乳數，陽衰已復，陰血尚难速長，眠食向安，自可日臻佳境。百日内務宜慎養。

生洋參 錢半　製首烏 四錢　川貝母 一錢

歸身 錢半　生冬术 錢半　金石斛 三錢

茺蔚子 三錢　白芍 錢半　西琥珀 五分

棗仁 三錢　茯苓 三錢　小紅棗 三枚

俞　又診

日來色脘已轉，脉維右寸關尚弦數，由乎盗汗

缺損字爲『境』

自汗互傷營液。故易於心悸也。今癖已淨。可以補中寓以收攝法矣。

党參 三錢　熟地炭 四錢　甘枸子 錢半

炒白芍 錢半　炒冬朮 錢半　五味子 八分

炒棗仁 三錢　生甘草 八分　炒竹茹 錢半

菟絲子 三錢　炒香穀芽 三錢

蔣

產虛未復。鬱怒動肝。肝火上薰肺胃。寅卯時咳嗆纏綿。半載未能全止。納穀勉強。五心煩熱。脈細。左部虛細。右寸關弦數。虛涉損迷。急攪可許何吉。

北沙參 三 天花粉 三 瓜蔞皮 三

廣鬱金 八 羚羊角 三 真川貝 三

采橘白 八 生穀芽 三 製首烏 八

懷牛膝 三 滁菊瓣 一 扁豆衣 三

蔣 又診

五更咳嗆得緩。癸水先期而至。舌心露質。診脈

左見數象。脅中刺痛。產後營虛肝鬱也。

北沙參 八 天花粉 一 瓜蔞皮 三

廣鬱金 八 羚羊角 三 川貝母 三

缺損字爲『羚』

青蒿梗 錢 炙橘白 丹 製首烏 四

阿膠 二 懷牛膝 錢 鮮稻葉 半

懷山藥 三

蔣文珍

前進平肝養陰。寅卯時咳嗆將曲（漸稀）。脈息左部

弦數。右尺虛軟。經事乍過。毓陰平肝爲主。

生西洋參 錢 川貝母 三 瓜蔞皮 錢

炒白芍 錢 製首烏 四 元武版 半

廣鬱金 三分 懷山藥 三 金鈴子 半

鮮佛手 半

蔣　又診

鬱火已化。陰血不致爲其所耗矣。脾氣當納穀而多。大便少調。脾胃之根。在乎金水流行。水火升降爲使。

参鬚七分　羚羊角一錢　炒木瓜一錢
五味子三分　麥冬二錢　金石斛三錢
杜仲三錢　白芍一錢　懷山藥三錢
橘白五分　生谷芽三錢　鮮佛手一錢

俞

陰虚之體。肝火劫傷胃液。痰氣凝結於胃。

下午腹痛。痛甚無寐。頭眩便燥。患經五月。防痛甚致厥。

瓦楞子 三錢 姜半夏 錢半 青皮 一錢

白芍 錢半 金鈴子 錢半 枳實 一錢

烏梅 一錢 史君子 三錢 老蘇梗 錢半

鮮佛手 錢半

俞 又診

前進兩和肝胃。腹痛得減。瘀血未嘔。大便續通。

未暢。唇色泛紫。瘀痰猶滯絡中也。

蘇梗 五分 炙鱉甲 錢半 枳殼 一錢

木瓜 五分 瓦楞子 三錢 史君子 三錢
青皮 七分 單桃仁 三錢 川楝子 錢半
烏梅 七分 鮮佛手 一錢

俞 又診

疊進平肝和胃。蛔厥之勢痛雖止。嘔血已傷。起居宜慎。

製首烏 三錢 炙鱉甲 三錢 川楝子 錢半
香蘇梗 一錢 炒山藥 三錢 烏梅肉 一錢
瓦楞子 三錢 宣木瓜 一錢 川石斛 三錢
沙

肝陽化火生風。從衝脈逆行乘胃。巔頂脹痛。不能轉側。面部肌肉跳躍。屢發屢止。今春煩勞之下。陽氣越胃凌心。而致煎厥。每進滋納腎肝得手。自後萌發頗稀。宗内經治肝第三法鎮守中州以靖逆氣。

西黨參 三錢　杜仲 錢半　烏梅肉 一錢

生炒白芍 各二錢　生炙甘草 各四分

大熟地 六錢　牡蠣 一兩　宣木瓜 一錢

北五味 五分　新會皮 一錢　佛手露 一兩

車

肝火逆上觸心絡，傷血溢口滿。竟有盈碗之多。近增便泄。暑濕六兼內襲也。左脈細弦。胃氣衰微。氣少自徃運。益氣清暑爲治。

烏犀尖 三分　生蔗皮 三分　肥知母 三分

生甘草 一分　鮮霍斛 一錢　五味子 五粒

丹皮 三分　鮮稻葉 一錢　麥冬 一錢

扁豆 一錢

東 又診

前進清暑益氣浩，納穀知味。天氣酷暑外迫。

慎防喉血復萌。

北沙參 三錢 生牡蠣 六錢 天花粉 二錢
炒白芍 二錢 大麥冬 三錢 金鈴子 一錢
宣木瓜 七分 生甘草 三分 羚羊角 二錢
紫石英 三錢 懷山藥 三錢 鮮稻葉 三錢
五味子 三分

周

心脾兩虧。經行先期。心悸寐少。舌光剝。脈息細數。氣分亦怯。養血毋庸重滋。
人參鬚 五分 牡蠣 一兩 天冬 二錢
大白芍 三錢 大麥冬 三錢 龍齒 三錢

44

杜仲 三錢　生甘草 四分　柏子仁 三錢
五味子 九粒　青蒿 錢　生谷芽 錢
炒棗仁 三錢

周又診

疊進養血安神，頗合病机，諸恙皆輕，擬守前法。

生洋參 錢　龍齒 錢　柏子仁 三錢
生白芍 錢　大麥冬 錢　鈎勾 三錢
棗仁 三錢　生甘草 三分　青蒿 錢
穀芽 三錢　鮮藕節 一兩　白荷花露 一兩

張

前進養血平肝法。哮發減輕過半。脈息左數右弦。心中似乎煩擾，寐不安貼。癸水將至。營虛血熱。再防反復。加當意養金水為妙。

烏犀尖 錢　細生地 四錢　杜蘇子 錢半

秦艽 錢　羚羊角 錢　瓜蔞皮 三錢

萊菔子 錢　白薇 錢　川貝母 三錢

銀杏肉 三錢　左金丸 五分

張 又診

喘哮每發於經至之前。皆虛顯然矣。今值

癸水將至，其病必發，無外感可驅，急先存陰平木，兼以治風先治血法，冀能由漸轉輕為幸。

羚羊角 一錢　廣鬱金 五分　焦杏仁 二錢

歸身 錢半　細生地 四錢　瓜蔞皮 三錢

懷牛膝 一錢　赤芍 一錢五分　秦艽 錢半

川貝母 二錢　銀杏肉 三錢　左金丸 一錢

蔡

脾經素虧，經事愆期，血不養肝，肝木挾痰上循少陽經絡，結為瘰癧成串，交節續增，自頸下連於脇，約有二三十枚，曾經潰

稿

過時有寒熱。乃虚勞根底也。仿逍遥歸脾合而加減。

羚羊角 錢半　黄鬱金 二錢　川貝母 二錢

歸身 錢半　製於术 一錢　製首烏 三錢

生蒺皮 錢半　白芍 錢半　左牡蠣 五錢

鮮竹茹 錢半　棗仁 二錢　雲茯苓 三錢

鮮藕葉 二錢　元眼肉 五枚

藻　又診

日來瘧串痛緩。核俱流動。經水逾期未至。五心焦熱。頭目眩暈。培太陰脾土。暢少陽木火

46

以治

綿黃皮 錢半 杭甘菊 錢 川貝母 錢

歸身 錢半 製冬朮 錢半 白蒺藜 錢半

杞子 錢 白芍 錢半 棗仁 三錢

雲苓 三錢 鮮稻葉 三錢

華 附

肝脾氣陷。便後下血。患經數載。近則脘肛血下無度。小溲淋痛。寒熱時作。舌光起剝。脈形芤數虛弦。情志內傷。藥力斷難奏效者也。所慮秋令肅降。有血從下脫之變。

柴胡 三分醋炒 丹皮 钱半 歸身炭 一钱
炙川柏 七分 生於术 一钱 黑山梔 一钱
地榆炭 钱半 赤苓 三钱 细生地 三钱
小青皮 五分
華 又診
寒熱二日未作，納穀亦增，便血未下，溲淋痛
楚仍然，適交冬至，加意慎調為囑。
生於术 钱半 鹿角霜 钱半 左牡蠣 一兩
木瓜 五分 细生地 四钱 元武版 钱半
川柏 五分 生甘梢 四分 西琥珀 四分

47

青皮 五分 丹皮 一錢

華 又診

淋痛減輕。稍有咳嗽。舌乾雖潤。光剝未能立

苔。心腎陰虚也。

细生地 四錢 焦米仁 四錢 麥冬 一錢

木通 五分 川連 三分 五味子 五分

生甘梢 五分

送服補中益氣丸 三錢

師太

脾虚血熱。濕火生瘡。耳菌翻花。流血之後。目

光四散，旋有蠅飛撩形，擬清脾甘露飲加減治之。

生冬朮 錢半 鮮霍斛 一兩 丹皮 錢半

赤芍 一錢 細生地 四錢 川連 八分

炒白芍 錢半 雲苓 三錢 橘白 一錢

白茅根 一錢

顧

鬱火濕熱，内傷肝脾，痰火化風，升擾端眠。脉弦，舌紅，有類中之機，防眩暈傾跌。

人參鬚 七分 生冬朮 一錢 杜仲 三錢

48

歸身三錢 製首烏四錢 蒸玉竹三錢

牡蠣一兩 白芍錢半 黃鬱金三分

川貝母三錢 棗仁三錢 鹽半夏錢半

花韻樓女科醫案終